MATHILDE BETTI

ERNÄHRUNG FÜR SCHWANGERE

WAS DIR JETZT GUT TUT!

INHALTSVERZEICHNIS

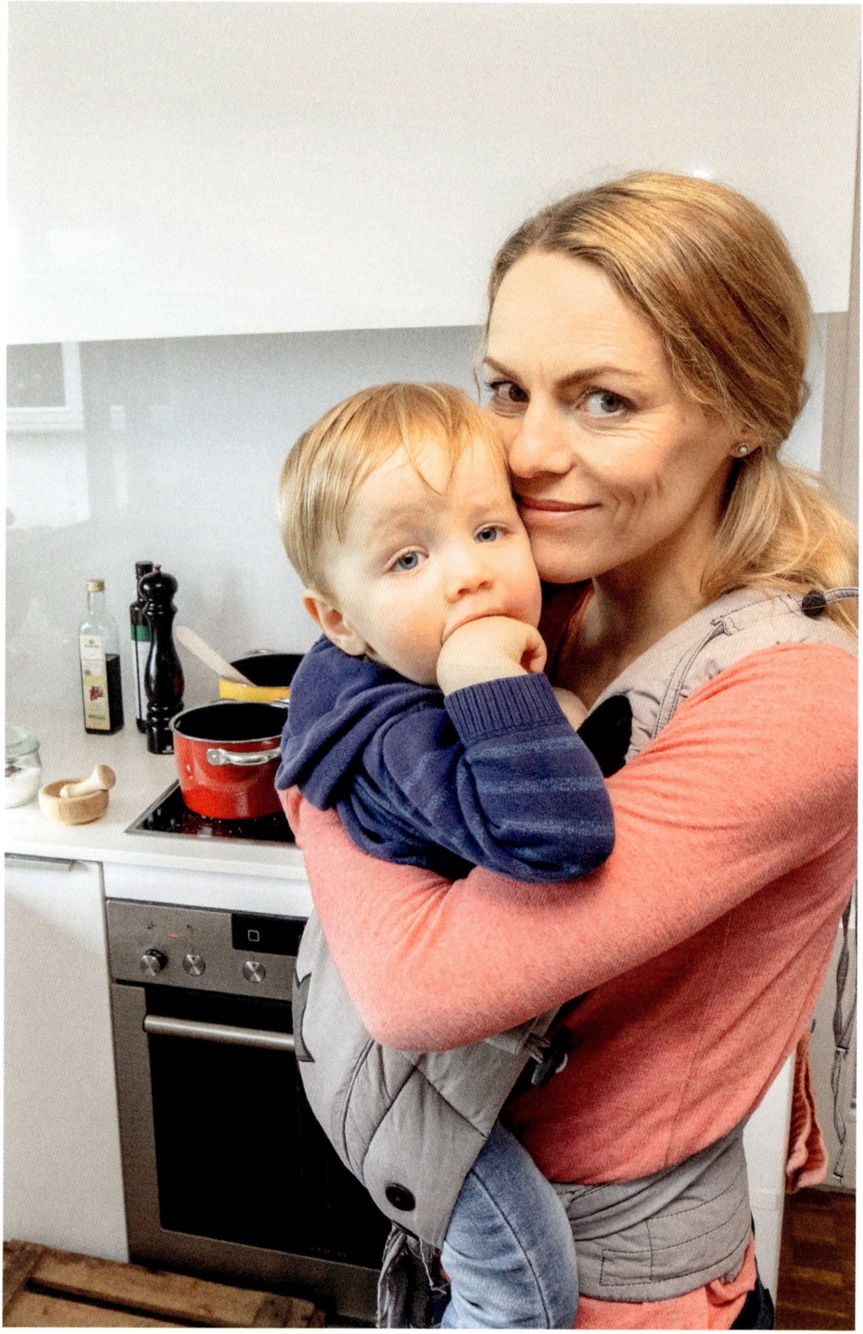

LIEBE LESERINNEN,

warum habe ich dieses Buch geschrieben? Weil ich genau so eines gerne während meinen Schwangerschaften gehabt hätte! Ich bin keine Ernährungsberaterin oder -expertin, aber ich habe mich intensiv mit dem Thema „Ernährung in der Schwangerschaft" auseinandergesetzt und für mich einen Weg gefunden, wie ich mich in der Zeit lecker und gesund ernähren konnte. Und über diesen Weg berichte ich hier.

Ich interessiere mich seit vielen Jahren schon für Ernährung und Gesundheit, koche selbst gerne und in meiner Familie dreht sich (fast) alles ums Essen. Während der Schwangerschaft fragte ich mich oft, wie und was ich essen muss, um genug wichtige Nährstoffe aufzunehmen. Mich verunsicherten auch die vielen „Verbote" für bestimmte Lebensmittel und dass ich keine konkreten Antworten auf meine Fragen zu all diesen Themen fand. Euch auch? Dann seid ihr hier richtig! Die Informationen, Alltagstipps und Rezepte in diesem Buch sind kurz, knackig, im Wissensteil auf das Wesentliche konzentriert und perfekt für alle, die sofort und unkompliziert ausgewogen, lecker und gesünder essen möchten. Ihr erfahrt zudem konkret, mit hilfreichen Checklisten, was ihr essen dürft und wo Vorsicht geboten ist: Wenn ihr also wissen wollt, ob ihr Döner essen könnt, Knoblauch schädlich ist oder ob Joghurt und Quark aus Rohmilch hergestellt werden, bekommt ihr hier die Antworten – und viele, viele mehr. Der Experte Dr. med. Christian Matthai, Facharzt für Gynäkologie und Geburtshilfe und zudem Ernährungs- und Vitalstoffmediziner, erklärt, wie sich die Verdauung von Schwangeren verändert, warum dadurch typische Beschwerden wie Sodbrennen, Völlegefühl und Verstopfung entstehen und was ihr dagegen tun könnt. Ich wünsche euch eine angenehme Schwangerschaft mit viel Freude am Essen, wozu ich hoffentlich auch mit meinem Buch beitrage!

Eure Mathilde Betti

Journalistin, babyclub.de-Redakteurin und
Mutter von zwei kleinen Kindern

LECKER UND GESUND – ESSEN IN DER SCHWANGERSCHAFT

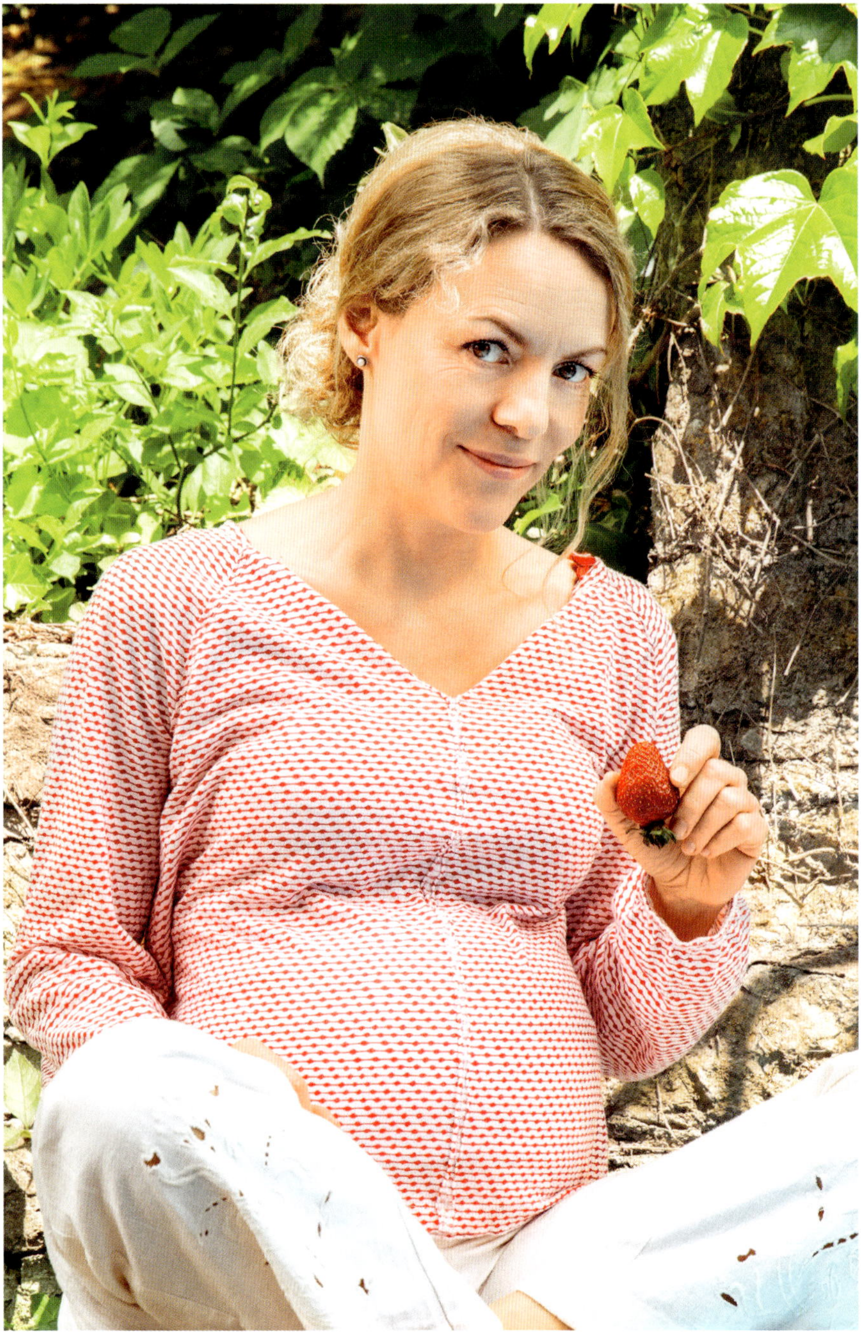

ZUR BESSERESSERIN WERDEN

Als ich schwanger war, wusste ich immerhin schon mal, dass ich nicht für zwei essen soll – im Gegensatz zu meiner Mutter, der in den 1970er-Jahren von allen Seiten dazu geraten wurde, doppelt so viel zu verzehren.

Heute ist bekannt, dass es auf die Qualität des Essens ankommt, nicht auf die Menge. Lebensmittel sollen also möglichst gesund, nährstoffreich, ausgewogen und natürlich am besten in Bio-Qualität, aus der Region stammend und in der jeweiligen Saison geerntet worden sein. Das alles immer zu beachten ist natürlich zu viel verlangt, aber man kann sich daran orientieren. Dass ein Gericht gut schmeckt, finde ich fast genauso wichtig wie die Qualität. Denn was nützt mir eine gesunde Mahlzeit, wenn ich sie nur aus Vernunft esse, dabei jedoch von fettigen Pommes, würzigen Burgern und tütenweise Gummibärchen träume? Das kann ich doch nicht lange durchhalten.

Aber es gibt die Möglichkeit, Speisen gesund, unkompliziert und schmackhaft zuzubereiten. Manchmal ist es ratsam, seine Geschmacksgewohnheiten etwas umzustellen, aber fades, langweiliges Essen muss wirklich keine Schwangere zu sich nehmen – damit hätte man mich auch jagen können.

Es geht auch nicht darum, in der Schwangerschaft immer nur noch gesund zu essen und sich keine „Sünde" mehr zu erlauben. Hier gilt die bekannte Faustregel: Die Dosis macht das Gift!

Alles, was in das Blut einer Schwangeren gelangt, landet – vereinfacht gesagt – über kurz oder lang auch im Baby. Und zwar in einer Phase, in der es sich sehr schnell von einer winzigen befruchteten Eizelle zu einem kompletten Menschlein entwickelt. Unser Nachwuchs erhält also über uns Vitamine, Mineralien und Spurenelemente, aber auch altes, stinkiges Frittenfett, Zucker, Alkohol, Nikotin, Drogen, Arzneimittel, chemische Zusatzstoffe, Konservierungsstoffe, Farbstoffe, Schadstoffe wie Pestizide und vieles mehr.

Die Plazentaschranke kann nicht alles abhalten – und genau darum ist es so wichtig, dass Frauen in der Schwangerschaft mehr auf die Qualität ihrer Ernährung achten als sonst. Sie ernähren damit nicht nur sich, sondern auch ihr Baby besser und unterstützen so seine Entwicklung.

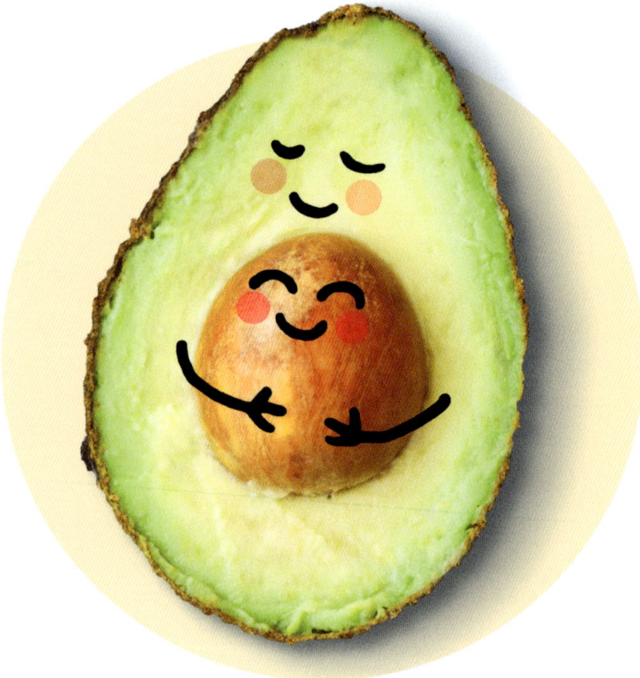

BIO ODER KONVENTIONELL?

Gerade für schwangere Frauen lohnt es sich, einen Blick darauf zu werfen, wie gesund oder schädlich unsere Lebensmittel eigentlich sind. Bio-Lebensmittel enthalten in der Regel keine bis deutlich weniger Schadstoffe wie z. B. Pestizide, mehr gesunde Inhaltsstoffe, eine gesündere Fettzusammensetzung (betrifft vor allem Milchprodukte und Fleisch) und sie werden unter besseren Anbau- und faireren Produktionsbedingungen hergestellt, schützen die Umwelt und schonen die Rohstoffreserven. Klingt doch super, oder?

Aber Bio ist nicht gleich Bio. Es gibt zahlreiche unterschiedliche Siegel, die uns Verbraucherinnen verwirren. Die Kriterien, um z. B. das EU-Bio-Siegel auf Waren drucken zu dürfen, sind längst nicht so streng wie die des Demeter-Siegels. Demeter-Waren haben jedoch die beste Qualität. Sie sind aber auch teuer und es gibt nicht alle Produkte in Demeter-Qualität. Aber immerhin deutlich mehr als in meiner Kindheit – da waren Bio-Läden oft eine Randgruppenerscheinung mit seltsam aussehenden Mitarbeitern und irgendwelchen Säcken, aus denen man Körner bekommen konnte. Heute ist Bio in der Mitte der Gesellschaft angekommen und sogar sämtliche Discounter haben Bio-Waren im Angebot.

Nicht jede kann oder will nun komplett auf Bio umsteigen und es ist auch nicht alles total belastet und giftig, was nicht Bio ist. Wir sollten uns jedoch überlegen, ob wir nicht wenigstens ein paar wichtige Basis-Produkte in Bio-Qualität kaufen möchten.

Ich habe versucht, so viel wie möglich in Bio-Qualität zu essen, vor allem Dinge, von denen ich sehr viel zu mir genommen habe. Auch bei Kosmetik und Schminke achte ich auf ökologische Produkte, vor allem um hormonell wirksame Stoffe zu vermeiden. Diese wirken im Körper wie natürliche Hormone und können Gesundheitsprobleme verursachen. Dabei haben mir folgende Apps geholfen, die ich auch heute noch als Einkaufsratgeber nutze:

Codecheck:

Zeigt dir (bedenkliche) Produkt-Inhaltsstoffe an[1]

ToxFox:

Zeigt, worin hormonell wirksame Stoffe enthalten sind[1]

Giftfrei Einkaufen:

Deckt giftige Inhaltsstoffe auf[1]

Auch ÖKO-TEST und Stiftung Warentest bieten Orientierung, sie testen viele Schwangerschafts-, Baby- und Kinderprodukte auf schädliche Inhaltsstoffe und Sicherheit.

[1] Quelle: BUND

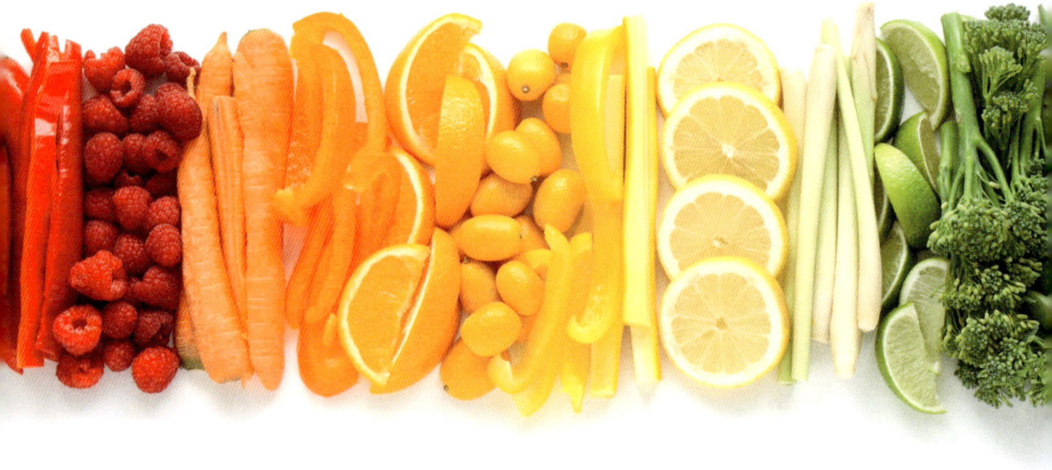

WAS SIND NÄHRSTOFFE?

Ohne Nährstoffe kommt der menschliche Körper nicht weit. Und wenn er eine solch komplexe Aufgabe hat, wie ein Kind in sich heranwachsen zu lassen, erst recht nicht, denn in der Schwangerschaft benötigt er viel Kraft und dadurch auch deutlich mehr wertvolle Inhaltsstoffe aus unserer Nahrung.

Es gibt Grundnährstoffe wie Kohlenhydrate, Fette und Eiweiße (auch Makronährstoffe genannt), die vor allem als Energielieferanten dienen, aber auch andere wichtige Aufgaben im Körper ausüben. Die übrigen Nährstoffe – Vitamine, Mineralien und Spurenelemente (auch Mikronährstoffe genannt) – sind unentbehrlich zur Aufrechterhaltung aller Funktionen im menschlichen Organismus und tragen dazu bei, ihn gesund zu erhalten.

Auch die Nährstoffdichte spielt eine wichtige Rolle bei der Auswahl der richtigen Lebensmittel: Sie bezeichnet das Verhältnis von Kalorien zu Nährstoffen. Gemüse hat zum Beispiel wenig Kalorien, aber viele Vitamine und Mineralien, es weist also eine hohe Nährstoffdichte auf. Und da in der Schwangerschaft sehr viel mehr Nährstoffe „verbraucht“ werden, sind Lebensmittel mit einer hohen Nährstoffdichte besonders wertvoll.

MIT DEM BAUCH WÄCHST AUCH DER BEDARF

Im Verlauf der Schwangerschaft steigt der Nährstoffbedarf also stark an, der Energiebedarf hingegen nur leicht. Ab dem 4. Monat (siehe S. 18), braucht eine werdende Mutter rund 250 kcal/Tag mehr, das entspricht etwa einem Käsebrot. Wie viel mehr Energie sie benötigt, hängt aber auch davon ab, ob sie sich viel oder wenig bewegt. Genug Bewegung ist sowieso absolut wichtig und förderlich für die Gesundheit von Mutter und Kind, ich habe viel Sport gemacht in der ersten Schwangerschaft und ein gutes Gefühl dabei gehabt.

In der zweiten Schwangerschaft musste ich mich aus medizinischen Gründen längere Zeit schonen. Ich habe den Unterschied zur ersten Schwangerschaft deutlich gemerkt, ohne Sport war ich viel schwerfälliger, alles war mühsamer und nach der Geburt hat es länger gedauert, wieder auf die Beine zu kommen.

Isst die werdende Mama also zu energiereich, besteht die Gefahr, dass sie zu schnell und zu stark zunimmt, was wiederum gesundheitliche Nachteile für sie und das Baby mit sich bringt.

Vitamine und Mineralstoffe hingegen werden deutlich mehr benötigt, besonders Folsäure, Jod und Eisen. In der Schwangerschaft brauchen Frauen beispielsweise über 50 Prozent mehr Folsäure[2] als sonst. Gängige Empfehlungen lauten daher, Folsäure und Jod einige Zeit lang zusätzlich als Tabletten einzunehmen, über die richtige Dosis und die nötige Einnahmelänge informieren euch die Frauenärztin bzw. der Frauenarzt oder eure Hebamme, denn die Empfehlungen werden immer wieder mal geändert. Eisen wird erst dann verordnet, wenn ein Mangel nachgewiesen wurde. Ein Mangel geht übrigens immer erst auf Kosten der Mutter, bevor es sich auf die Entwicklung des Kindes auswirkt. Vegetarisch und vor allem vegan lebende Schwangere müssen besonders auf eine ausreichende Nährstoffzufuhr achten und immer wieder prüfen lassen, ob ein Mangel bei ihnen vorliegt, damit es beim Kind nicht zu Entwicklungsdefiziten kommt.

[2] Quelle: Deutsche Gesellschaft für Ernährung (DGE), Feb. 2019

ENERGIEBEDARF IN DER SCHWANGERSCHAFT

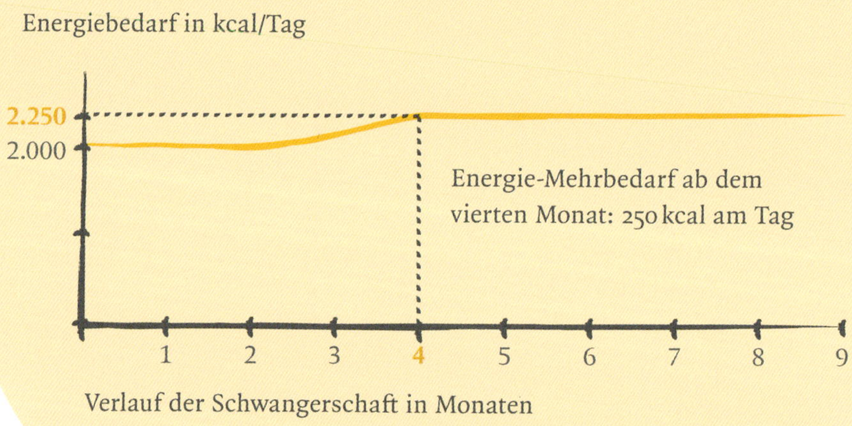

DAS ENTSPRICHT UNGEFÄHR:

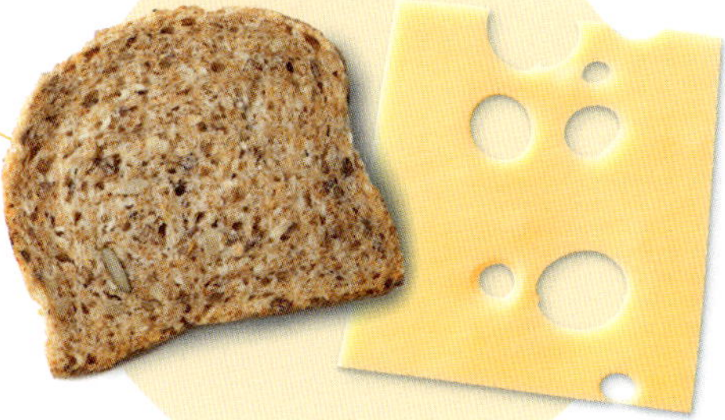

einer Scheibe Vollkornbrot mit einer Scheibe Käse

ODER

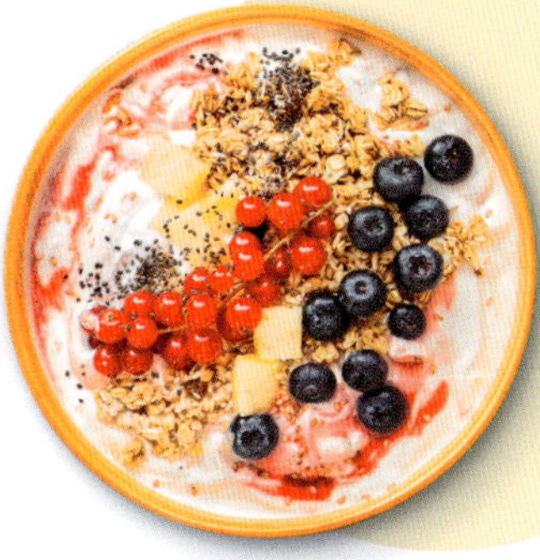

einem Becher Naturjoghurt mit etwas frischem Obst und Haferflocken

ODER

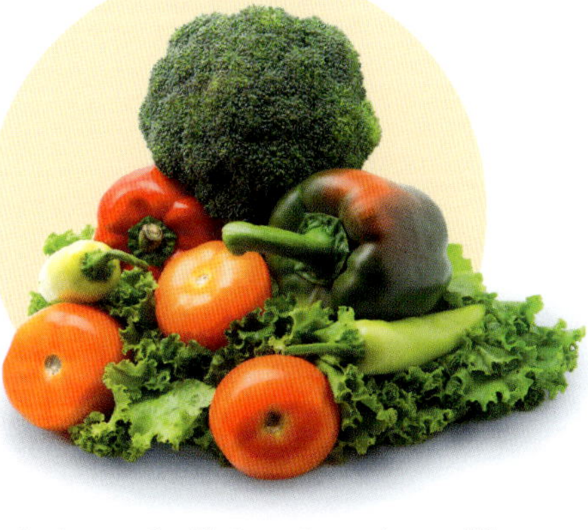

drei Handvoll Gemüse, einem TL Olivenöl und zwei Kartoffeln

BAUSTEINE DES LEBENS: FOLSÄURE, JOD UND EISEN

FOLSÄURE

Streng genommen gibt es zwei unterschiedliche Formen von Folsäure: einerseits die natürlicherweise in der Nahrung vorkommenden Folate, andererseits eine synthetisch hergestellte Variante, die „Folsäure“ genannt wird. Im alltäglichen Sprachgebrauch hat sich jedoch als Oberbegriff „Folsäure“ eingebürgert. Folsäure zählt zur großen Familie der B-Vitamine. In der Schwangerschaft hat sie wichtige Funktionen bei der normalen und gesunden Entwicklung des Babys: bei der Zellteilung und -neubildung, der Blutbildung sowie beim Eiweißstoffwechsel und damit bei sämtlichen Wachstumsprozessen. Ein Mangel kann zu Fehlgeburten führen oder zu Neuronalrohrdefekten wie einem offenen Rücken. Den erhöhten Bedarf allein über die Nahrung abzudecken, ist laut der Deutschen Gesellschaft für Ernährung (DGE) kaum möglich.

Frauen sollten übrigens am besten schon in der Kinderwunschzeit anfangen, Folsäure zu nehmen, um schon zu Beginn der Schwangerschaft gut versorgt zu sein.

JOD

Auch dieser Nährstoff ist für eine gesunde geistige und körperliche Entwicklung des Babys essenziell. Ein Jodmangel erhöht die Gefahr von Fehlgeburten und Fehlbildungen und kann die geistige Entwicklung des Babys beeinträchtigen. Auch bei Jod sagt die DGE, dass es schwer sei, nur durch die Ernährung genug des Spurenelementes aufzunehmen. Frauen mit Schilddrüsenerkrankungen sollten eine zusätzliche Jodzufuhr aber unbedingt ärztlich absegnen lassen.

EISEN

Der Eisenbedarf bei Schwangeren ist etwa doppelt so hoch wie sonst, da mehr Eisen für den Fötus, die Plazenta und die größere Blutmenge benötigt wird. Haben Frauen zu wenig Eisen, sind oft Müdigkeit und Infektanfälligkeit die Folge. Anders als bei Jod und Folsäure lässt sich Eisen vollständig über eine

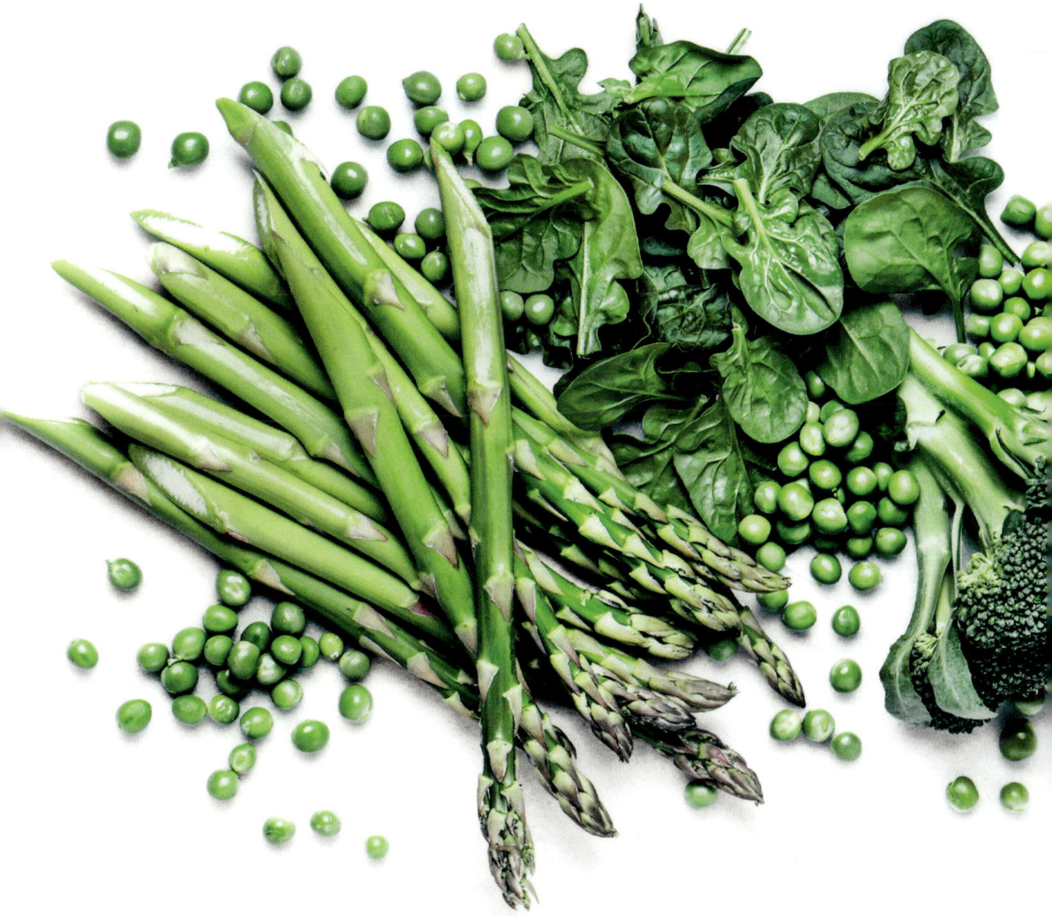

darauf abgestimmte Ernährung decken, aber bei vielen Schwangeren klappt das nicht perfekt und sie leiden an Eisenmangel. Lasst also euren Eisenwert hin und wieder prüfen, vor allem wenn ihr oft müde und erschöpft seid und häufig krank werdet. Zu viel Eisen ist aber auch nicht gut und kann gesundheitliche Probleme nach sich ziehen, daher solltet ihr nicht einfach nur auf Verdacht Eisentabletten nehmen.

SOLL ICH ZUSÄTZLICH VITAMINPILLEN NEHMEN?

Schwangeren wird häufig suggeriert, sie schaffen es keinesfalls ohne Nahrungsergänzungsmittel, ein Kind gesund in sich heranwachsen zu lassen. Meine Hebamme hingegen sagte mir, der Körper einer werdenden Mutter sei besonders aufnahmefähig und daher reiche eine ausgewogene Ernährung völlig aus.

Die Unsicherheit, was denn nun stimmt und ob man sich ausgewogen genug ernährt, um alle wichtigen Nährstoffe zu bekommen, bleibt natürlich – das war auch bei mir so. Ich habe mich daher entschieden, Jod und Folsäure zu supplementieren, Eisen ebenfalls (weil mein Wert unterirdisch war) sowie Vitamin D (auch hiervon hatte ich zu wenig) und im Großen und Ganzen auf eine gute, vielseitige Ernährung zu achten. Ich möchte euch also davon abraten, in der Schwangerschaft einfach irgendwelche Vitaminpräparate zu nehmen, ohne dass ein Mangel festgestellt wurde oder euer Arzt oder die Hebamme dies empfehlen, da Überdosierungen gesundheitsschädlich sein können. Künstliche Vitamine und Co. sind auch kein Ersatz für eine gesunde, nährstoffreiche Ernährung, allenfalls eine Ergänzung.

Denn: Nahrungsmittel, die natürlicherweise Vitamine und Mineralstoffe enthalten, liefern außerdem noch zahlreiche andere wertvolle Stoffe. Experten vermuten, dass diese im Körper auf hochkomplexe Weise zusammenwirken und so positive Auswirkungen auf die Gesundheit haben. Diese Zusammenhänge werden fortlaufend weiter erforscht.

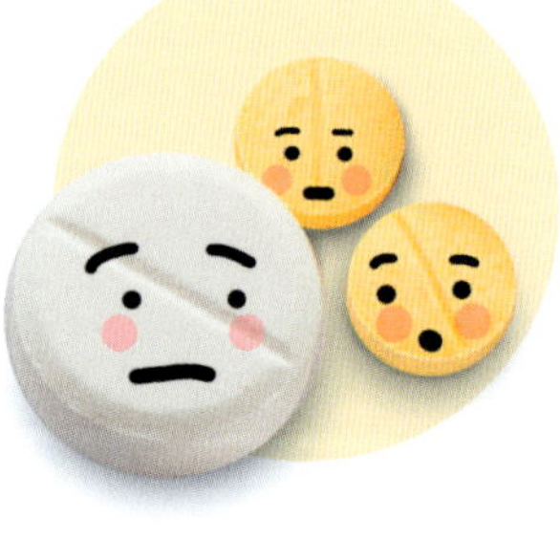

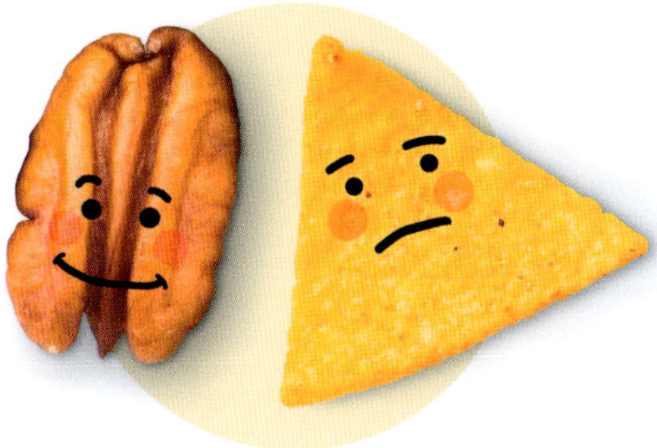

DIE FETTECKE: GUTE FETTE, SCHLECHTE FETTE

Ohne Fett können wir nicht leben. Sowohl tierische als auch pflanzliche Fette spielen bei vielen wichtigen Körperfunktionen eine unersetzliche Rolle, wie z. B. bei der Regulierung von Entzündungen, Hormonen, Stimmungen, Nerven und vielem mehr. Sie sind zudem Geschmacksträger und Energielieferanten.

Frauen brauchen in der Schwangerschaft nicht mehr Fett als sonst. Aber es wäre gut, den Omega-3-Fettsäuren-Anteil deutlich zu steigern (und dafür andere Fette zu reduzieren), denn diese sind wichtig bei der Entwicklung und beim Aufbau der Zellmembranen. Auch für die Gehirnentwicklung und die Sehkraft des Kindes werden sie benötigt. Gleichzeitig reduziert sich durch einen hohen Spiegel der Omega-Fettsäuren Docosahexaensäure (DHA) und Eicosapentaensäure (EPA) die Wahrscheinlichkeit, dass das Kind später Asthma, Keuchhusten und Infektionen entwickelt, ja, sogar ADHS und Legasthenie soll dadurch vorgebeugt werden. Studien konnten zudem nachweisen, dass durch zu wenig EPA und DHA das Frühgeburtsrisiko ansteigt. Bevor ihr jedoch Omega-3-Kapseln zu euch nehmt, könnt ihr euren Omega-3-Index bestimmen lassen und daran die Dosierung eurer Nahrungsergänzung ausrichten.

Es gibt – vereinfacht erklärt – vier Arten von Fetten (mit Unterarten), auch Fettsäuren genannt. Welcher Kategorie ein Fett zugeordnet wird, hängt von seiner chemischen Struktur ab: gesättigte Fette, einfach ungesättigte Fette, mehrfach ungesättigte Fette und Transfette. Viele Lebensmittel enthalten auch mehrere unterschiedliche Fettsäuren.

Während wir über die Transfette wissen, dass sie grundsätzlich nicht gut für unseren Körper sind, können die übrigen Fette alle wichtig sein. Es kommt aber darauf an, wie sie hergestellt, gelagert, zubereitet und auch mit was sie gegessen werden.

WELCHE FETTE HABEN WELCHE WIRKUNG AUF DEN KÖRPER?

TRANSFETTE

Transfette machen dick, sind wirklich ungesund, haben einen ungünstigen Effekt auf den Blutfettstoffwechsel und können Herz-Kreislauf-Erkrankungen fördern. Sie entstehen, wenn ungesättigtes Fett stark erhitzt oder industriell gehärtet wird und sind daher zum Teil in Fertigprodukten, Fast Food, Frittiertem, industriell gefertigten Backwaren, Keksen, Süßigkeiten, teilweise in Margarine und Snacks wie Chips zu finden.

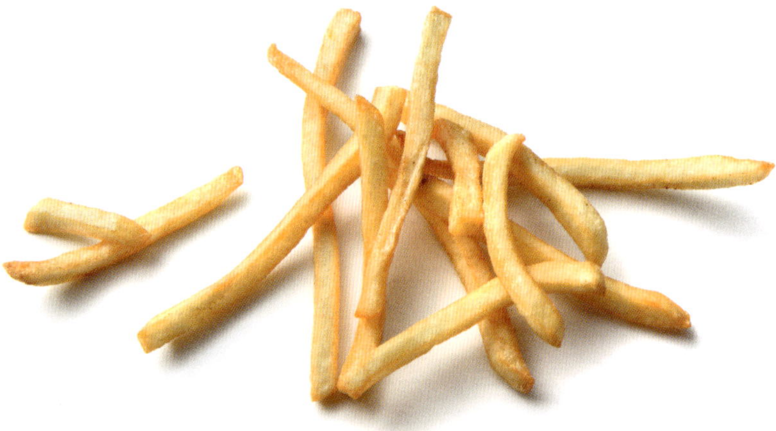

GESÄTTIGTE FETTE

Durch gesättigte Fettsäuren wird Fett fest, je mehr es also davon enthält, desto härter ist es. Gesättigte Fettsäuren dienen vor allem als Energiequelle und Energiespeicher, beteiligen sich aber auch an vielen anderen wichtigen Körperfunktionen. Zu viel gesättigte Fette erhöhen die Blutfette und das „schlechte“

LDL-Cholesterin – wie problematisch das wirklich ist, wird noch von Wissenschaftlern untersucht und diskutiert. Es schadet aber nicht, gesunde ungesättigte Fette (siehe unten) zu bevorzugen bzw. mehr davon zu essen. Gesättigte Fette findet ihr z. B. in: Butter, Schmalz, Fleisch- und Wurstwaren, Milchprodukten, Kokosfett, Kokosöl, Palmfett, Kakaobutter.

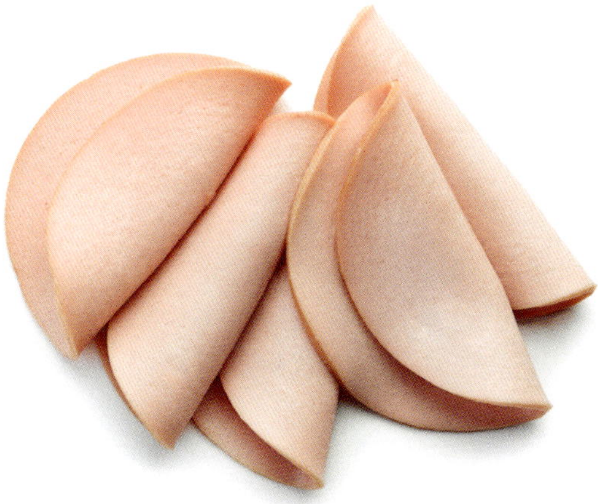

UNGESÄTTIGTE FETTE

Man unterscheidet zwischen einfach und mehrfach ungesättigten Fettsäuren. Omega-6- und Omega-3-Fettsäuren gehören zu den mehrfach ungesättigten Fettsäuren und das richtige Verhältnis der beiden zueinander ist beim Verzehr von großer Bedeutung. Omega-3-Fettsäuren, genauer gesagt EPA und DHA, senken den Blutzucker und haben weitere herzschützende Wirkungen. Auch sollen sie gut für die Gehirnentwicklung sein und Entzündungen hemmen. Omega-6-Fettsäuren haben ebenfalls positive Effekte, fördern aber auch Entzündungsreaktionen im Körper.

Wir nehmen über Getreideprodukte und über mit Getreide gefütterte Tiere generell (zu) viele Omega-6-Fettsäuren auf und sollten daher besonders auf eine verstärkte Zufuhr von Omega-3-Fettsäuren achten. Viele Omega-6-Fettsäuren stecken z. B. in Margarine, Sonnenblumen-, Distel-, Soja- oder Sesamöl, davon also lieber weniger essen. Gute Lieferanten der gesunden EPA- und DHA-Omega-3-Fettsäuren sind z. B. fette Seefische wie Hering, Makrele, Lachs oder Supplemente. Pflanzliche Quellen wie Lein-, Raps-, Walnussöl oder Walnüsse liefern nur die Vorstufe von EPA und DHA, die sogenannte Alpha-Linolensäure (ALA). Diese wird jedoch nur in geringem Maße zu EPA umgewandelt und zu DHA so gut wie gar nicht. Milchprodukte und Fleisch von Tieren, die überwiegend mit Gras gefüttert wurden, können ebenfalls Omega-3-Fettsäuren liefern.

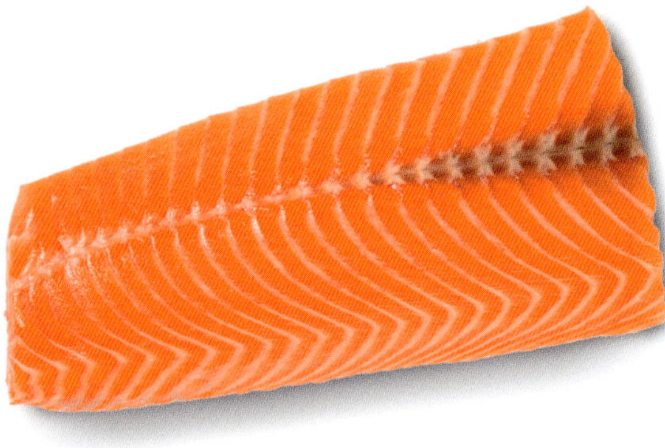

MEINE FETTPHILOSOPHIE

Schwangere müssen auf ihr Gewicht achten, keine Frage. Sie müssen dafür aber nicht besonders fettarm essen oder hungern. Ich habe primär ungesättigte Fette aus Oliven- und Rapsöl verwendet und viel Avocados gegessen. Da gesättigte Fette in Butter und Milchprodukten aber kein spezielles Problem für Schwangere darstellen und mir dabei halfen, wirklich sehr viel gesundes Gemüse auf schmackhafte Art zu verzehren, war ich da eher großzügig.

Ich habe also viele ballaststoffreiche Lebensmittel wie Vollkornprodukte, Gemüse, Obst, Nüsse und Fisch gegessen, immer gut „eingefettet", und wenig Weißmehlprodukte, Zucker, Fastfood, Gebäck usw. Wenn ich das Öl natürlich über Weißmehlprodukte, Fleisch und Co. gekippt hätte, wäre die Lage eine andere, ungesunde und dickmachende gewesen.

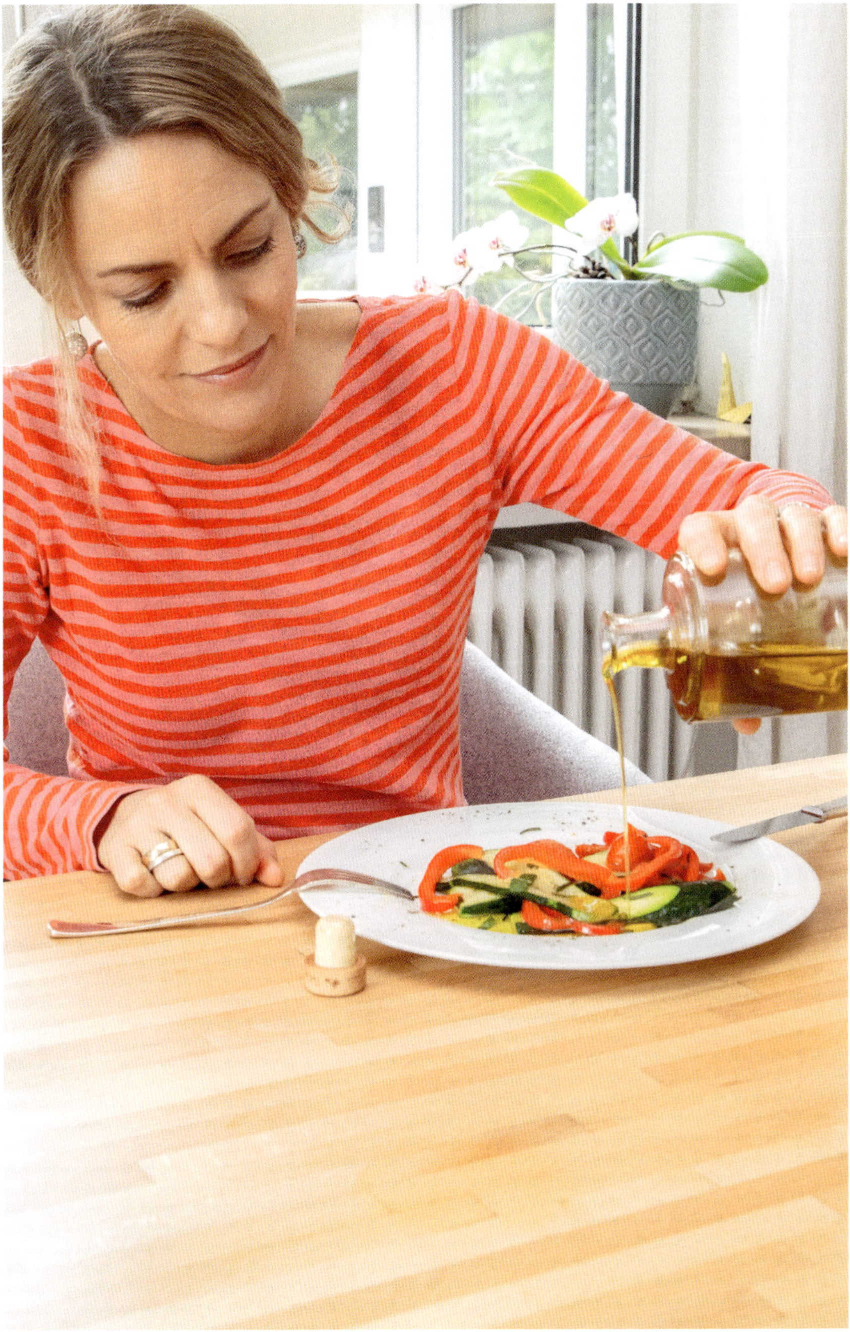

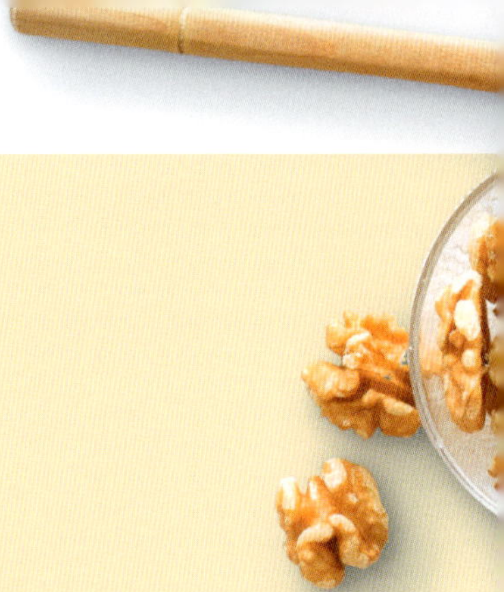

CHECKLISTE: 9 ANREGUNGEN FÜR DEN UMGANG MIT FETT

1. Fett ist nicht alles, was ein Lebensmittel ausmacht, viele fettreiche Produkte haben weitere wichtige Inhaltsstoffe und Eigenschaften und ich habe sie daher großzügig verzehrt (z. B. Avocados und Nüsse).

2. Fett bewusst auswählen und dabei gesunde pflanzliche Öle bevorzugen, z. B. hochwertiges kaltgepresstes natives Oliven- und Rapsöl (idealerweise in Bio-Qualität).

3. Samen und Nüsse, über das Essen gestreut, versorgen euch ebenfalls mit guten Fetten.

4. Die Qualität des Fettes bzw. Öls ist entscheidender als die absolute Verzehrmenge.

5. Möglichst wenig Transfette essen (stecken z. B. in Fertigprodukten, Fast Food, Frittiertem, industriell gefertigten Backwaren, Keksen, Süßigkeiten, teilweise in Margarine und Snacks wie Chips).

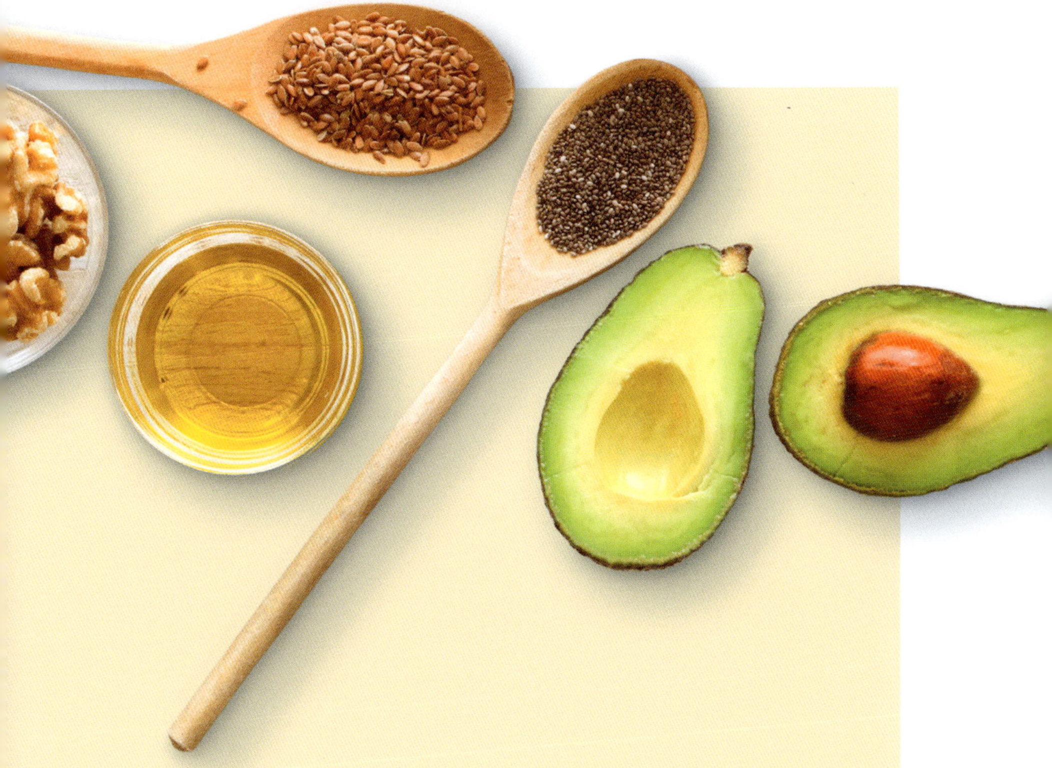

6 Nicht zu viele gesättigte Fette nutzen (z. B. in Butter, Schmalz, Fleisch- und Wurstwaren, Milchprodukten, Kokosfett, Kokosöl, Palmfett, Kakaobutter). Habt ihr schon mal Avocado statt Butter aufs Brot geschmiert? Schmeckt wirklich großartig, vor allem mit etwas Salz und Zitronensaft darauf.

7 Wenig(er) Omega-6-Fette verzehren (z. B. in Margarine, Sonnenblumen-, Distel- , Soja- oder Sesamöl).

8 Mehr Omega-3-Fette essen (z. B. in fettem Seefisch).

9 Faustregel: Je mehr pflanzliche statt tierische Lebensmittel ihr esst, desto besser seid ihr mit gesünderen Fetten versorgt.

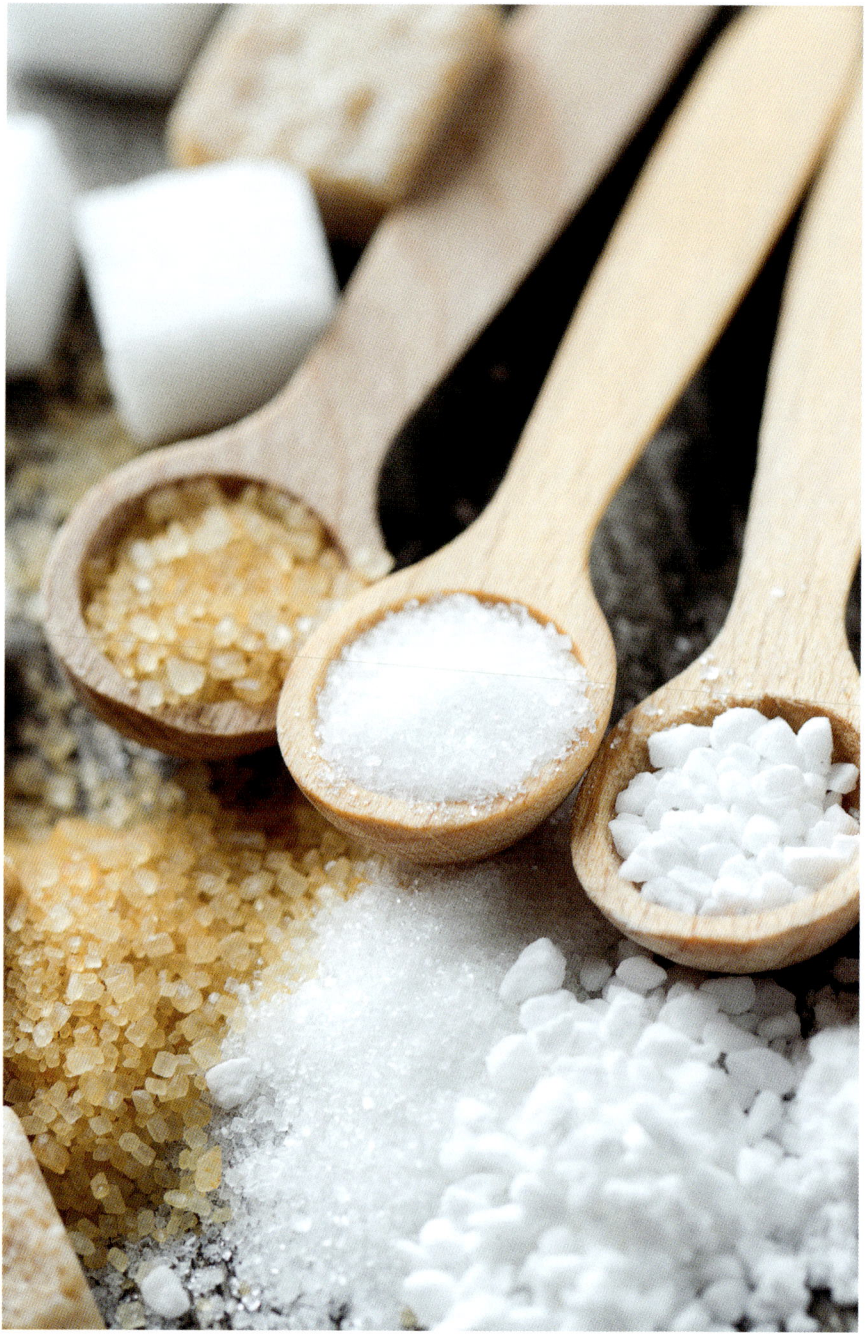

ZUCKER

Viele Menschen lieben Süßes, ob schwanger oder nicht. Die Menschen in Deutschland essen rund 34,8 kg Zucker im Jahr, was einer täglichen Menge von rund 95 g entspricht (Quelle: statista.com). Das sind sechs gut gefüllte Esslöffel voll. Der Zucker steckt dabei nicht nur in offensichtlich süßen Lebensmitteln wie Kuchen, Desserts und Süßigkeiten, sondern auch versteckt in vielen herzhaften industriell gefertigten bzw. verarbeiteten Produkten wie z. B. Wurst, Essiggurken, Müsli, Joghurt, Pizza, Getränken, Saucen, Snacks, Ketchup u.v.m. Es ist aber leider unumstritten, dass zu viel Süßes ungesund auf den Körper wirkt, hier nur ein paar der negativen Zuckerwirkungen: Das Essen oder Trinken von (zu) viel Zucker kann u. a. Zahnprobleme hervorrufen, Diabetes begünstigen, Krebs fördern, Übergewicht hervorrufen und dem Herz schaden. Zucker gelangt ungehindert über die Plazenta in das Blut des Babys und belastet die Bauchspeicheldrüse, sodass nicht nur die Mutter an Schwangerschaftsdiabetes erkranken, sondern auch das Kind Diabetes bekommen kann. Forscher vermuten zudem, dass ein hoher Zuckerkonsum der Schwangeren beim Baby Allergien und Asthma fördert. Zu viel Zucker ist also tabu in der Schwangerschaft. Zucker steht sogar im Verdacht, süchtig zu machen, da unser Gehirn das Glückshormon Dopamin ausschüttet, wenn wir etwas Süßes zu uns nehmen, und dieses das Belohnungszentrum aktiviert. Über dieses System wirken auch andere Suchtstoffe wie Alkohol und Drogen, nur in viel stärkerem Maße.

MEIN ZUCKERFAHRPLAN IN DER SCHWANGERSCHAFT

Ich habe bei der Auswahl der Lebensmittel grob auf den Glykämischen Index geachtet. Der Glykämische Index, auch Glyx oder GI genannt, ist ein Maß, welches die Wirkung eines kohlenhydrathaltigen Lebensmittels auf den Blutzuckerspiegel benennt. Ist der GI zu hoch (in einfachen Kohlenhydraten wie Weißbrot, weiße Pasta, Schokolade usw.), steigt der Blutzuckerspiegel stark an. Der Körper muss daraufhin mehr Insulin produzieren, um ihn wieder zu normalisieren. So wird, vereinfacht gesagt, Übergewicht begünstigt und zudem schaden diese starken Blutzuckerschwankungen auf längere Sicht der Gesundheit.

Kohlenhydrate mit niedrigem GI hingegen (auch komplexe Kohlenhydrate genannt), lassen den Blutzuckerspiegel nur langsam ansteigen und auch nicht so hoch – das ist deutlich gesünder und schonender für den gesamten Organismus, hilft gegen zu viele Kilos auf der Waage und sorgt auch dafür, dass wir weniger Heißhungerattacken bekommen.

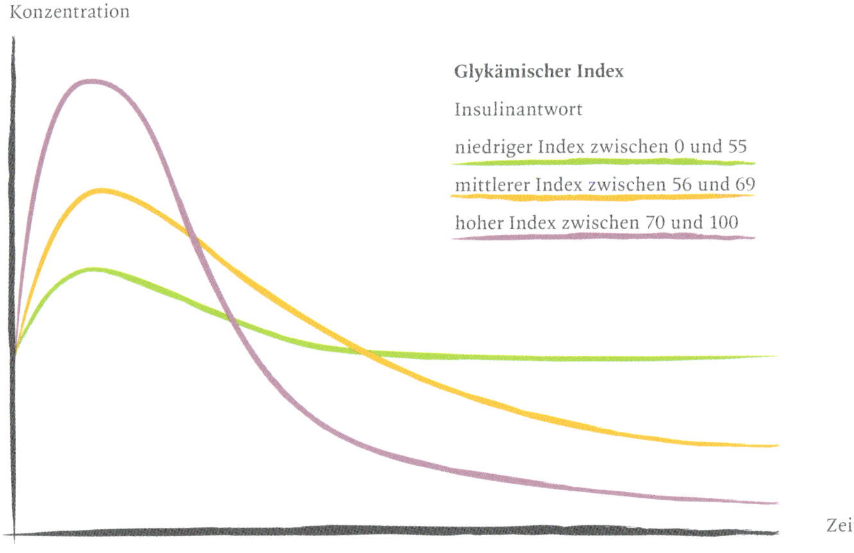
Konzentration
Glykämischer Index
Insulinantwort
niedriger Index zwischen 0 und 55
mittlerer Index zwischen 56 und 69
hoher Index zwischen 70 und 100
Zeit

Ich möchte ausdrücklich betonen, dass dieser Umgang mit Zucker keine Diät ist – Diäten sind in der Schwangerschaft fehl am Platz. Mir geht es um eine Art der Ernährung, die unseren Körper schont, ihm gut tut und somit auch unserem Baby möglichst wenig schadet. Ich halte mich an meinen „Zuckerfahrplan“ übrigens auch, wenn ich nicht schwanger bin – von Ausnahmen hin und wieder mal abgesehen. Denn so fühle ich mich einfach wohler.

ZUCKER-CHECKLISTE:

DIESE LEBENSMITTEL HABE ICH SELTEN VERZEHRT

1. Weißmehlprodukte wie z. B. weiße Nudeln, weißes Brot, Brötchen, Pizza
2. Süßigkeiten
3. Eis*, Backwaren wie Kuchen, Kekse …
4. Zucker, Süßstoffe und Zuckeraustauschstoffe
5. Desserts (z. B. Pudding, gekaufter Fruchtjoghurt …)
6. Fertiggerichte, Fertigsaucen usw. (enthalten meistens Zucker)
7. Marmeladen, Schokobrotaufstrich
8. Limonaden und Softdrinks, Fruchtsaftgetränke und Nektar (enthalten Zucker) sowie Säfte (enthalten von Natur aus viel Fruchtzucker)

TIPP

* **Für Eishunger:** Ich habe oft tiefgefrorene Himbeeren mit etwas Naturjoghurt gemixt und sofort gegessen. Wer es süßer mag, fügt Banane oder Rosinen hinzu. Lecker, gesund, erfrischend!

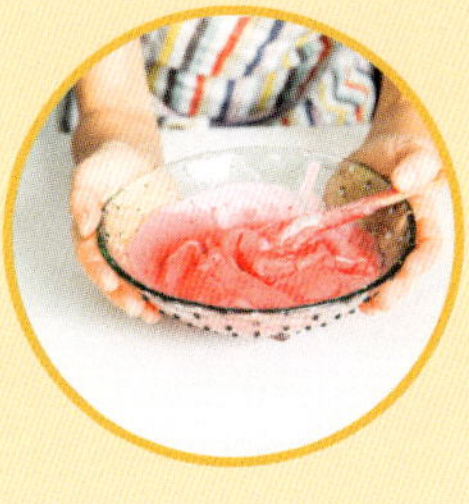

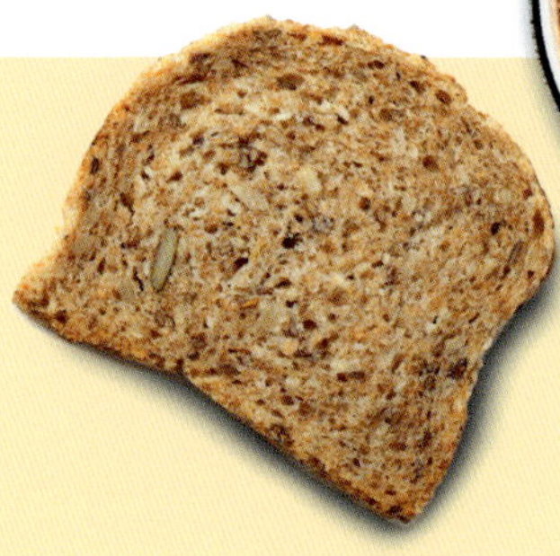

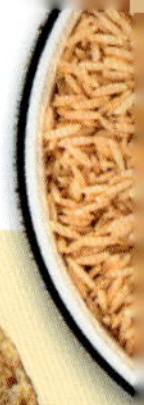

ZUCKER-CHECKLISTE: DIESE LEBENSMITTEL HABE ICH BEVORZUGT GEGESSEN

1. Vollkornnudeln (ja, die können schmecken: mit gut gewürzten Saucen oder Beilagen – testet ein paar und findet eure Lieblingssorte)
2. Vollkornbrot (auf 100 % Vollkorn achten, gibt's z. B. im Bio-Laden)
3. Vollkorn-Basmatireis und Vollkorngetreide
4. Hülsenfrüchte wie Linsen, Kichererbsen
5. Nüsse, Samen und Kerne
6. sehr viel Gemüse
7. Pilze
8. Milchprodukte
9. gesunde Fette
10. Fleisch, Fisch und Eier

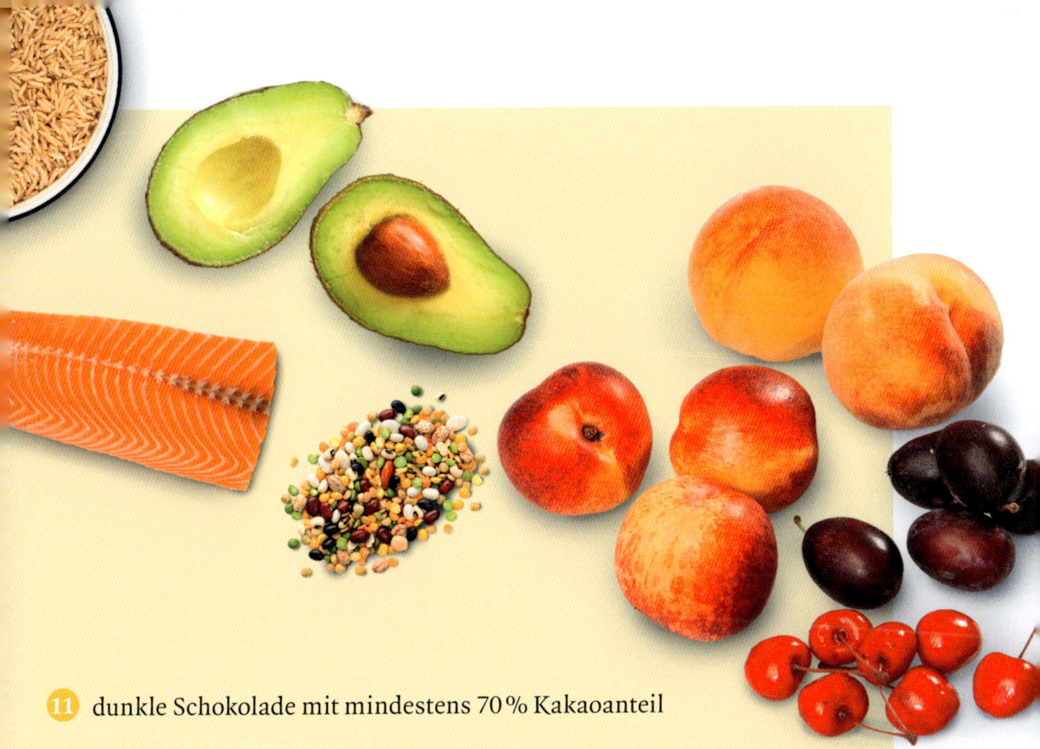

11 dunkle Schokolade mit mindestens 70 % Kakaoanteil

12 Honig, wenn auch nicht oft (enthält zwar viel Zucker, aber auch viel Gesundes)

13 Obst (frisch und getrocknet), aber keine Massen, weil auch dieses ganz schön viel Fruchtzucker enthalten kann – allen voran reife Bananen, süße Trauben, Ananas, Datteln. Sie sind aber dennoch deutlich besser als normaler Zucker, da sie viele wichtige Inhaltsstoffe enthalten wie z. B. Mineralien und Vitamine.

TIPP

Bei Marmeladenlust: Schnell ein paar tiefgefrorene Beeren erhitzen, mit etwas Agavendicksaft o. ä. süßen und in Joghurt mischen oder aufs Brot streichen. Köstlich, sehr beerig und deutlich gesünder als Marmeladen aus dem Handel.

WAS DARF ICH ESSEN?

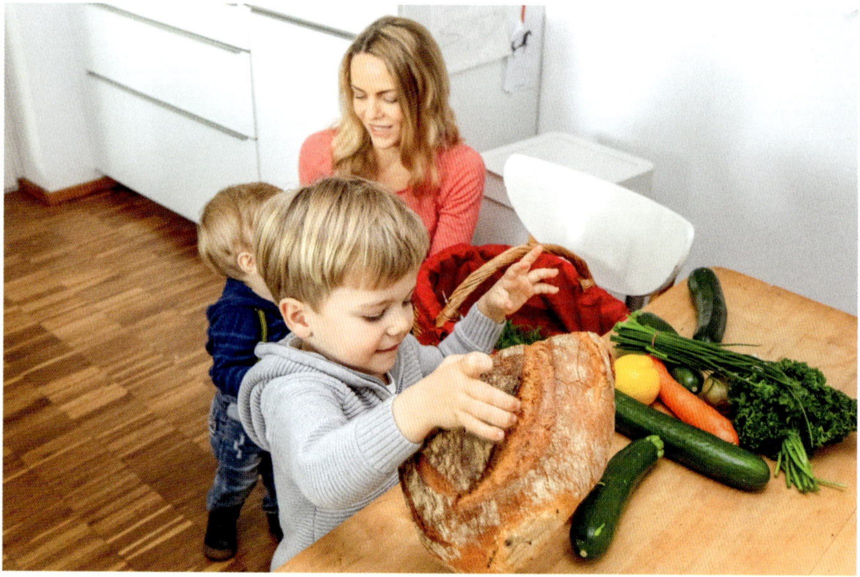

EINIGE GEDANKEN ZUM THEMA „RISIKO"

Als ich zum ersten Mal schwanger war, stellte das auch mein Ess-Leben gewaltig auf den Kopf. Überall las und hörte ich von Verboten bestimmter Lebensmittel, wobei diese sogar teils widersprüchlich waren, je nach Quelle. Ich fragte mich also: Welche von den Speisen, die ich besonders schätze, kann ich überhaupt weiterhin essen?

Denn: Bestimmte Lebensmittel gelten für Schwangere als riskant, da sie möglicherweise Toxoplasmose und/oder Listerien übertragen und Schwangere generell als anfälliger für Krankheiten gelten. Die Wahrscheinlichkeit, dass man sich in der Schwangerschaft infiziert, ist wohl nicht hoch, aber die Schäden können für das Ungeborene umso größer sein. Daher war ich natürlich lieber etwas vorsichtiger.

Ich war auch unsicher, ob ich Kaffee, Tee, Kräuter und Gewürze einfach weiterhin genießen kann oder ob ein Stückchen Ingwer gleich Wehen auslöst.

Ich hätte mir eine Liste gewünscht, die zeigt, welche Lebensmittel bedenkenlos gegessen werden können, welche ein gewisses Risiko bergen und warum und welche ich lieber nicht essen soll, ebenfalls mit Begründung.

So hätte ich selbst entscheiden können, welches Risiko ich bereit bin einzugehen. Ein Beispiel: Camembert sollen Schwangere lieber meiden. Warum? Weil die Rinde Pilzkulturen enthält, Weichkäse generell als anfälliger für Bakterienbesiedelung gilt und der Käse oft aus Rohmilch hergestellt wird. Ich habe dann einfach einen pasteurisierten Camembert gekauft und nur das Innere gegessen – und es sehr genossen. Ob das ohne Risiko war, weiß ich nicht, es gibt genug Stimmen, die auch davon abraten – aber für mich war mein Verhalten vorsichtig genug.

Und genau darum geht es mir: Es ist unmöglich, jedes Risiko zu vermeiden. Es ist aber möglich, einen eigenen Weg zu finden, mit dem ihr euch gut fühlt. So habe ich dann auch die Informationen aufbereitet: Ihr könnt damit selbst entscheiden, wie weit ihr gehen möchtet.

TOXOPLASMOSE, LISTERIOSE UND SALMONELLEN

TOXOPLASMOSE

Eine Infektion mit Toxoplasmose kann über die Aufnahme infektiöser Parasitenstadien aus der Umwelt oder durch den Verzehr von belasteten Lebensmitteln erfolgen. Bei gesunden Erwachsenen verläuft eine Infektion in der Regel ohne oder mit unspezifischen Symptomen. Auch bei der Toxoplasmose sind eher immungeschwächte Personen betroffen, wenn die Infektion einen schweren Verlauf nimmt. Gefährlich ist eine Erstinfektion während der Schwangerschaft, da dann die Erreger auf das ungeborene Kind übertragen werden und es zu Missbildungen und Fehlgeburten kommen kann. Experten des Robert Koch Instituts sagen, dass in Deutschland jährlich etwa 15 im Mutterleib erworbene Infektionen mit Toxoplasmen gemeldet werden, wobei sie von einer hohen Dunkelziffer ausgehen.

Inkubationszeit: zwei bis drei Wochen.

Übrigens, wer vor der Schwangerschaft bereits eine Toxoplasmose-Infektion durchgemacht hat, ist immun und kann sich nicht erneut anstecken, daher empfehlen Gynäkologen einen entsprechenden Test.

LISTERIOSE

Listeriose ist eine bakterielle Infektionskrankheit, die hauptsächlich durch mit Listerien verunreinigte Lebensmittel auf den Menschen übertragen wird. Bei gesunden Erwachsenen verläuft eine Erkrankung in der Regel ohne oder mit unspezifischen Symptomen. Sie ist keine flächendeckende Epidemie, die jede Schwangere umgehend erwischt, die mal ein Stück Salami isst – in Deutschland werden jährlich nur wenige hundert Listeriose-Erkrankungen gemeldet –, aber bei bestimmten Risikogruppen (Schwangere, Neugeborene und Personen mit geschwächtem Immunsystem) kann Listeriose schwere gesundheitliche Schäden verursachen. Listerien können in die Plazenta eindringen und dem ungeborenen Kind erheblich schaden.

Inkubationszeit: drei bis 70 Tage.

SALMONELLEN

Auch vor Salmonellen schützt ein vorsichtiger Umgang mit Nahrungsmitteln. Eine Erkrankung stellt zwar keine direkte Gefahr für den Embryo dar, kann die Schwangere aber gesundheitlich sehr belasten.

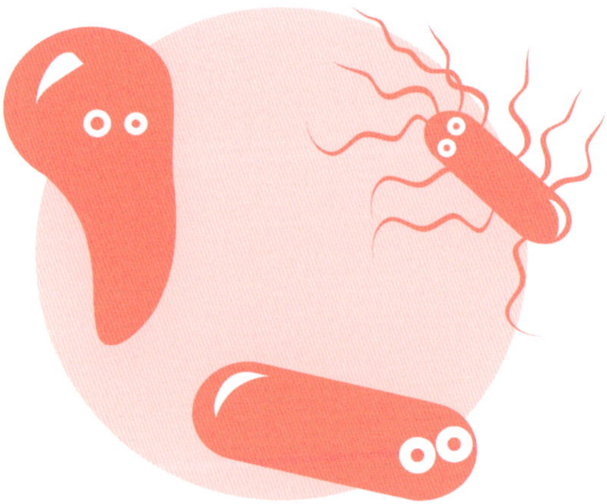

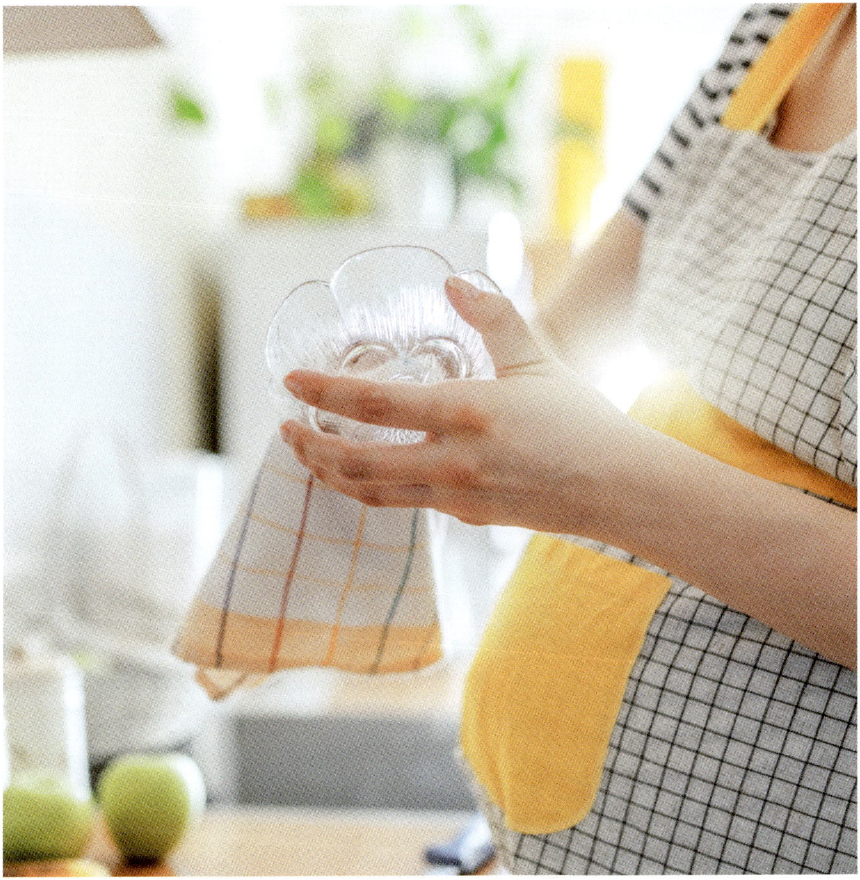

KÜCHENHYGIENE IN DER SCHWANGERSCHAFT

Der beste Schutz vor Infektionen ist natürlich ein möglichst hygienischer Umgang mit Lebensmitteln. Hier die wichtigsten Tipps:

1. Vor dem Kontakt mit Lebensmitteln und vor dem Essen gründlich die Hände waschen.

2. Möglichst frische Zutaten verwenden, keine (zu) alten Lebensmittel.

3. Auftauwasser immer sofort wegschütten.

4. Obst, Gemüse und Salate sehr, sehr, sehr gründlich unter fließendem Wasser waschen.

5. Kritische Lebensmittel sollten beim Erhitzen für mindestens zwei Minuten eine Temperatur von 70 °C erreicht haben (Fleisch, Fisch, Eier, Rohmilch, Rohmilchprodukte).

6. Speisen (auch frisch gepresste Säfte, Smoothies, Shakes) möglichst direkt vor dem Verzehr zubereiten oder gut kühlen.

7. Rohes Fleisch und rohen Fisch von anderen Speisen fernhalten.

8. Obst, Gemüse und Salate mit Erde daran getrennt von anderen Lebensmitteln lagern.

9. Gekochte Speisen rasch abkühlen und gekühlt aufbewahren, am besten nach dem Abkühlen einfrieren.

10. Speisen nur dann warmhalten, wenn es zwingend notwendig ist, dann aber bei Temperaturen von über 55 °C.

11. Lebensmittel gut kühlen, idealerweise bei 4 °C bis maximal 6 °C. Darauf achten, dass die Kühlkette möglichst nicht unterbrochen wird.

12. Direkt und gründlich Hände, Geschirr und Geräte reinigen, die mit rohen Lebensmitteln in Berührung gekommen sind, auch die Spüle mit heißem Wasser nachgießen. Lappen, Schwämme und Küchentücher sollten häufig ausgetauscht und bei mindestens 60 °C gewaschen werden.

13. Schutz vor Toxoplasmose: Da Katzenkot als Hauptüberträger gilt, sollten Schwangere den Kontakt zu Katzen meiden, nicht mehr das Katzenklo reinigen und im Garten Handschuhe tragen (ebenfalls um den Kontakt mit Katzenkot zu vermeiden).

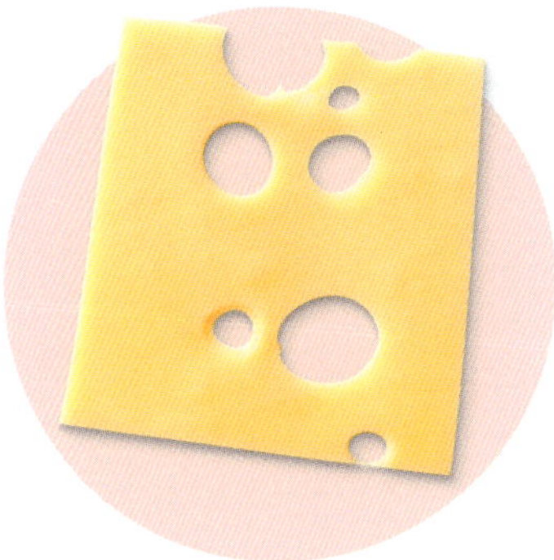

KÄSE- UND MILCHPRODUKTE FÜR SCHWANGERE

Wie ein Tier gehalten wird, ist entscheidend für die Qualität der Milchprodukte. So enthalten Erzeugnisse in Bio-Qualität weniger Schadstoffe und haben eine deutlich gesündere Fettbilanz als „normale" Milchprodukte.

Eine in 2016 veröffentlichte Metastudie der Universität Newcastle ergab, dass Bio-Milch nicht nur rund 50 Prozent mehr Omega-3-Fettsäuren enthält, sondern auch rund 40 Prozent mehr von der gesunden, mehrfach ungesättigten konjugierten Linolsäure, ein essenzieller Nährstoff, der im Körper dazu beiträgt, Entzündungen zu hemmen und Hautschäden vorzubeugen. Als zentralen Faktor für die Qualitätssteigerung bei Fleisch und Milch sehen die Forscher die Fütterung – weniger Kraftfutter, mehr Gras.

In der Schwangerschaft bildet sich das Knochengerüst des Babys, wofür auch Kalzium benötigt wird, sodass dessen Bedarf von ungefähr 1.000 mg auf 1.200 mg steigt. Bekommt die werdende Mutter nicht genug Kalzium, holt sich – vereinfacht gesagt – das Baby den Mineralstoff aus ihren Knochen, was für die Knochenstabilität nicht gerade förderlich ist. Milchprodukte, insbesondere Käse, gelten nach gängiger Lehrmeinung derzeit als die besten Kalziumquellen und liefern zudem wertvolles Eiweiß und andere wichtige Nährstoffe. Übrigens sind auch Pflanzen und Getränke sehr gute Kalziumlieferanten, besonders dunkelgrünes Gemüse, Wildpflanzen, Nüsse, Samen und diverse Mineralwassersorten.

STREIT UM DIE MILCH

Vielleicht habt ihr auch schon bemerkt, dass es „Milchgegner“ und „Milchbefürworter“ gibt. Wie so oft ist hier das Problem, dass beide überzeugende Argumente vorbringen können. Die „Befürworter“ aus Wissenschaft und (Milch-)Industrie – und mit ihnen die Werbung – sagen, dass Milch und Milchprodukte gesund seien mit ihren vielen wichtigen Inhaltsstoffen und somit unumgänglich für eine ausgewogene Ernährung. Auch der deutsche Staat unterstützt diese Aussage zu Milch und Käse: Ernährungsinstitute, wie die DGE (gefördert vom Bundesministerium für Ernährung und Landwirtschaft), empfehlen den täglichen Verzehr, nicht zuletzt um genug Kalzium zu sich zu nehmen. Die „Gegner“ sind ebenfalls Wissenschaftler, Ärzte, Therapeuten usw. Sie berufen sich auf neue Studienergebnisse und zahlreiche persönliche Erfahrungen mit ihren Patienten. Für sie sei klar, dass der Konsum von Milch

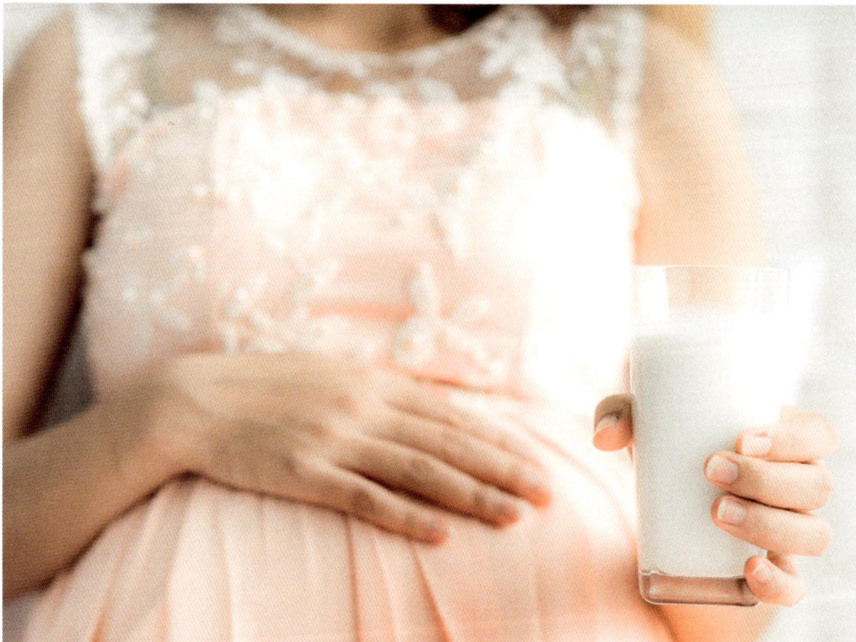

und Milchprodukten mitverantwortlich sei für zahlreiche Zivilisationskrankheiten wie Allergien oder Diabetes und sogar Krebs. Zudem ziehe Milch das Kalzium aus den Knochen, statt es ihnen zuzuführen, kritisieren sie.

Für mich ist nach jetzigem Stand des öffentlich zugänglichen Wissens noch nicht geklärt, ob Milch und Milchprodukte eher förderlich oder eher schädlich für unsere Gesundheit sind, das müssen weitere Untersuchungen zeigen. In der Schwangerschaft habe ich mich daher an die derzeit gängigen Empfehlungen gehalten und Milchprodukte in ausreichender Menge verzehrt.

Jetzt bin ich nicht schwanger und stille auch nicht mehr. Ich versuche, nur wenige Milchprodukte zu mir zu nehmen, genieße sie sehr und hoffe darauf, dass wir bald wirklich wissen, ob sie nun eher Schaden oder Nutzen bringen.

ZIEGENMILCH

Ziegenmilch wird derzeit fast schon als Superfood gehypt. Aber ich habe keine wirklich verlässlichen Quellen gefunden, die mir eindeutig sagen konnten, ob Ziegenmilch gesünder ist als Kuhmilch und keine, die sich speziell über Schwangere und Ziegenmilch ausgelassen hätten.

- Fakt ist wohl, dass Ziegenmilch für Menschen mit Kuhmilch-Allergie oder Laktoseintoleranz eine gute Alternative darstellen kann. Ziegenmilch enthält weniger der beiden Eiweiße as1-Kasein und ß-Lactoglobulin als Kuhmilch. Diese Eiweiße sind dafür bekannt, Allergien auszulösen.

- Ziegenmilch liefert hochwertiges Protein: Sechs der zehn Aminosäuren, die über die Nahrung zugeführt werden müssen, kommen in Ziegenmilch häufiger vor als in Kuhmilch.

- Ziegenmilch enthält mehr kurz- und mittelkettige Fettsäuren als Kuhmilch. Diese können vom Körper leichter aufgenommen und besser verdaut werden.

- Ziegenmilch weist einen höheren Anteil an mehrfach ungesättigten Fettsäuren auf, z. B. Linolsäure und Omega-3-Fettsäuren.

- Ziegenmilch enthält doppelt so viel Vitamin A wie Kuhmilch – gut für die Augen – und auch deutlich mehr Vitamin D, das beim Knochenaufbau eine Rolle spielt. Bei Vitamin B12 und Folsäure schneidet Ziegenmilch hingegen schlechter ab als Kuhmilch. Schwangere sollten aber aufpassen, dass sie nicht zu viel Vitamin A zu sich nehmen, eine Überdosis kann dem Baby schaden. Aber ich schätze, dafür müsstet ihr recht viel Ziegenmilch trinken …

EINKAUFS-RATGEBER: IST DA ROHMILCH DRIN?

Milchprodukte, die aus und mit Rohmilch hergestellt wurden, sollten von Schwangeren gemieden werden. Das ist einfach: In Deutschland muss auf der Verpackung angegeben werden, wenn Rohmilch enthalten ist. Also sind pasteurisierte Produkte in der Regel sicher, das gilt auch für solche, auf denen „wärmebehandelt“ steht. Das bedeutet: Milch muss bei der Verarbeitung in der Molkerei mindestens pasteurisiert werden. Ein wärmebehandeltes Produkt wurde dann ein zweites Mal auf über 50 °C erhitzt. Rohmilchprodukte gelten als qualitativ wertvoll, man bekommt sie in Deutschland daher eher in Gourmetgeschäften und in Hofläden und selten im Supermarkt oder Discounter. Generell raten einige Experten Schwangeren, härtere Käsesorten zu bevorzugen, weil diese trockener und säurehaltiger sind als andere und so Bakterien weniger Wachstumsgrundlagen bieten. Sie empfehlen auch, Käse idealerweise am Stück (in der Packung) zu kaufen und wenn es Käseaufschnitt sein soll, diesen möglichst frisch aufschneiden zu lassen und schnell zu verbrauchen.

GASTRO-RATGEBER: IST GORGONZOLASAUCE UNBEDENKLICH?

Im Restaurant könnt ihr nachfragen, ob Rohmilch im Gericht eurer Wahl enthalten ist. In der Regel verarbeiten aber in Deutschland eher gehobene Gourmet- und Sternerestaurants Rohmilch bzw. Rohmilchkäse als besonderes Qualitätsmerkmal. Unabhängig von der Rohmilchfrage gibt es aber auch Hygienisches in der Gastronomie zu beachten. Feta z. B. sollen Schwangere am besten nur frisch aus der Packung essen. Ihr könnt im Restaurant Käse wie Feta im Salat also meiden oder einfach verspeisen und hoffen, dass der Laden hygienisch arbeitet, der Käse gut gelagert wird und frisch ist. Ich habe Feta und ähnliches lieber nur zu Hause zu mir genommen. Eine Gorgonzolasauce ist übrigens sowohl im Restaurant als auch zu Hause „erlaubt“, wenn der Käse ausreichend lang und heiß mitgekocht wurde.

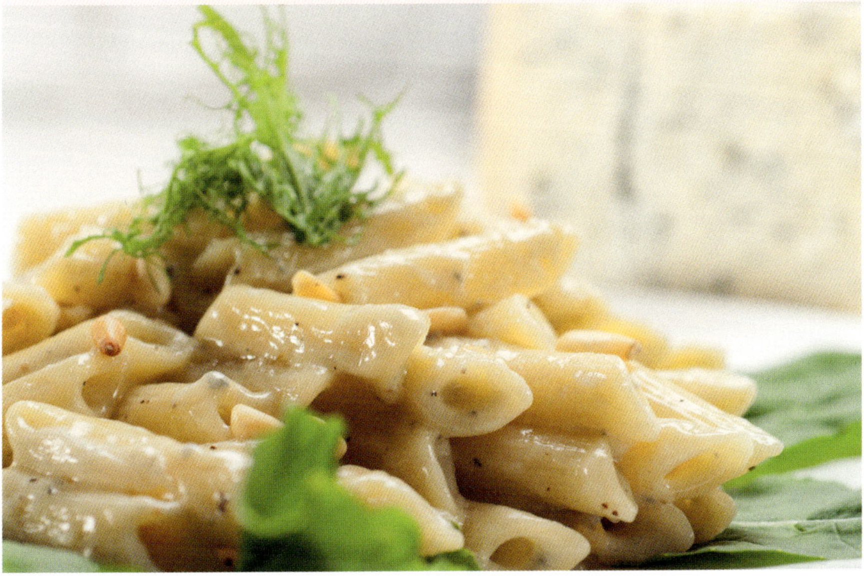

WICHTIGE INFORMATIONEN IM UMGANG MIT MILCHPRODUKTEN

1. Die Rinde sollte von allen Käsesorten entfernt und nicht mitgegessen werden, da sie mit Bakterien belastet sein kann

2. Milchprodukte bei 4 °C bis 6 °C im Kühlschrank lagern und innerhalb von zwei bis drei Tagen verbrauchen.

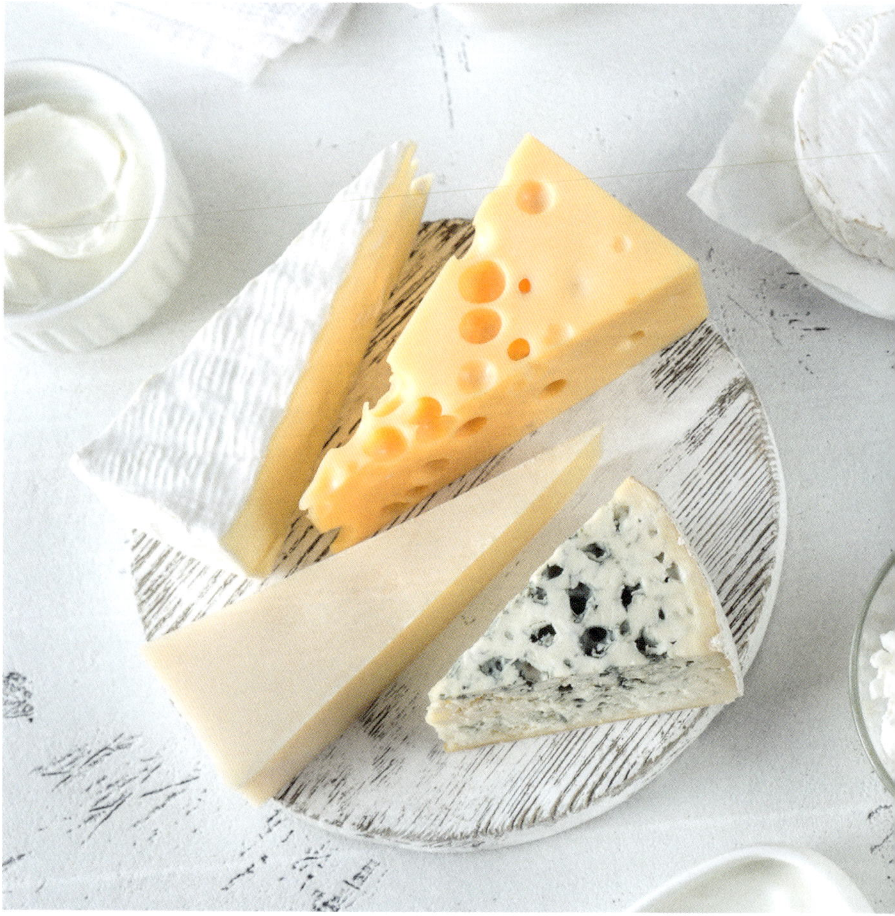

GUT ZU WISSEN:

Alle Käsesorten (auch die „verbotenen“) könnt ihr essen, wenn sie für mindestens zwei Minuten in ihrem Inneren eine Kerntemperatur von mindestens 70 °C aufgewiesen haben – dann sind Listerien & Co. tot. Das prüft man am besten mit einem Bratenthermometer. Das Einfrieren der Lebensmittel kann Listerien jedoch leider nicht den Garaus machen.

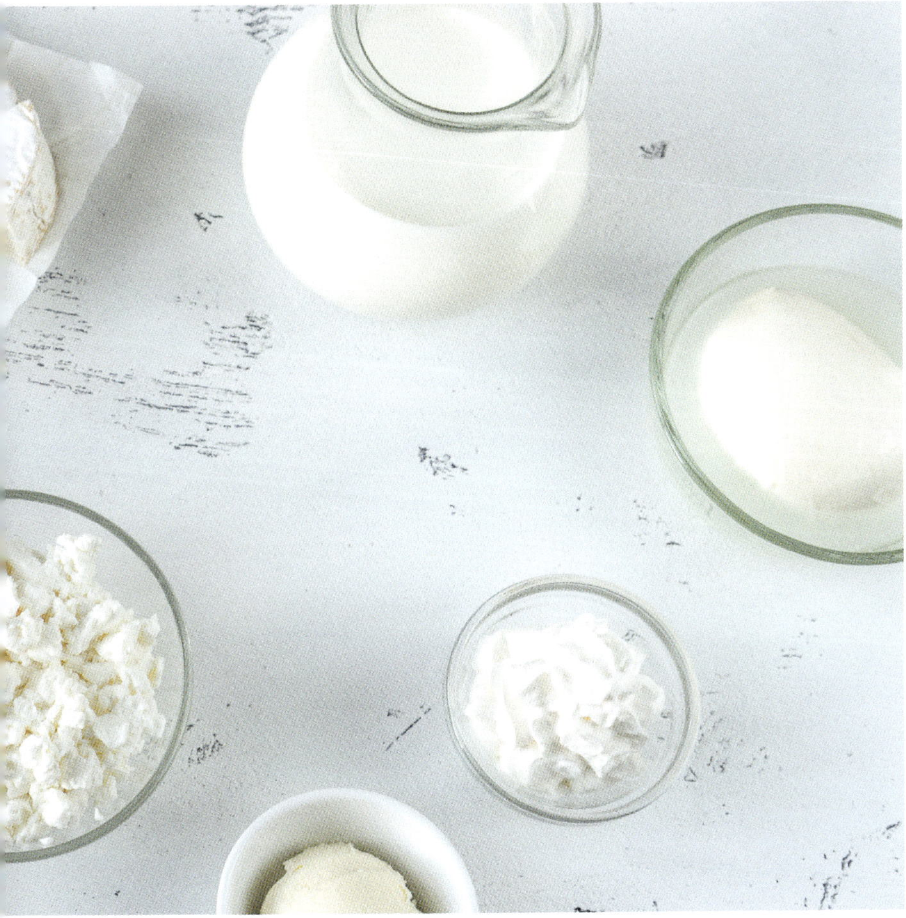

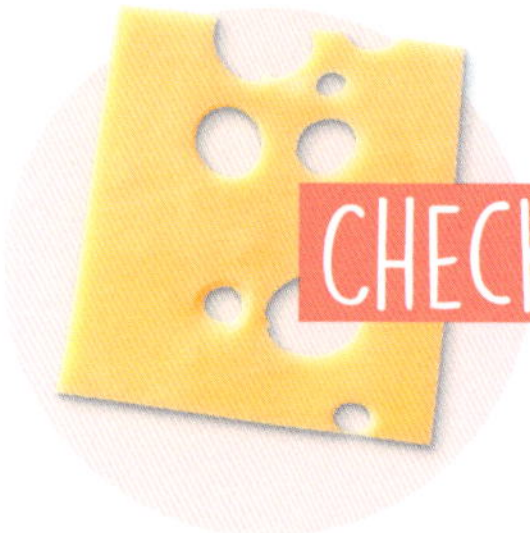

CHECKLISTE: MILCHPRODUKTE

UNBEDENKLICH

Pasteurisierte Milchprodukte, *wie*

- Frischmilch (z. B. frische Vollmilch)
- ESL-Milch
- H-Milch
- Kondensmilch
- Milchpulver
- Molke

Pasteurisierter Schnittkäse, *wie*

- Babybel
- Butterkäse
- Edamer
- Emmentaler
- Gouda
- Havarti
- Leerdammer

Pasteurisierte *(weiche)* Milch- und Frischkäseprodukte, *wie*

- Burrata
- Butter
- Buttermilch
- Crème fraîche
- Dickmilch
- Feta
- Frischkäse
- Halloumi
- Joghurt, Joghurt mild
- Kefir, Kefir mild
- Körniger Frischkäse bzw. Hüttenkäse
- Manouri
- Mascarpone
- Mozzarella
- Paneer (indischer Frischkäse)
- Ricotta
- Sauerrahm/ Saure Sahne
- Schichtkäse
- Schmand
- Schmelzkäse
- Schwedenmilch
- Streichkäse
- Quark

Weichkäse bzw. Kochkäse, wie

- Back-Camembert
- Kaminkäse
- Käsefondue (ohne Alkohol)
- Ofenkäse
- Raclette

weil bzw. wenn diese Käse im Ofen gründlich durchgegart wurden

Hartkäse, *wie*

- Parmesan
- Gruyère

Diese Käse sind zwar aus Rohmilch, aber durch die lange Reifung unbedenklich

UMSTRITTEN

Pasteurisierter Weiß-schimmel-Weichkäse, wie

- Camembert
- Brie usw.

Hier scheiden sich die Expertengeister: Weißschimmel-Weichkäse begünstigen das Wachstum bestimmter Bakterien, zum Beispiel Listerien und sollen daher gemieden werden, sagen die einen. Rinde ab und guten Appetit, sagen die anderen.

BEDENKLICH

Käse mit Rotschmiere, *wie*

- Esrom
- Limburger
- Munster
- Romadur
- Tilsiter

Die Rinde wird mit Oberflächenschmiere oder Rotschmiere hergestellt und kann Erreger enthalten

- Rohmilch (auch Vorzugsmilch genannt)
- Milchprodukte, die aus und mit Rohmilch hergestellt wurden, erkennbar durch die Kennzeichnung „mit Rohmilch hergestellt"

Produkte können mit Keimen wie Listerien belastet sein

Sauermilchkäse, *wie*

- Handkäse
- Harzer Roller
- Korbkäse
- Mainzer Käse
- Olmützer Quargel
- Spitzkäse
- Stangenkäse

Es gab wohl immer mal wieder Listerienfunde in Sauermilchkäse, daher sollen sie von Schwangeren nicht gegessen werden

- eingelegter Käse oder Frischkäse aus offenen Gefäßen in der Kühltheke wie z. B. Feta, Mozzarella, Frischkäsezubereitungen usw. oder auch als Salatzutat in der Gastronomie

Produkte können Listerien enthalten

Blauschimmelkäse, *wie*

- Bavaria blu
- Cambozola
- Gorgonzola
- Romano
- Roquefort

Experten sagen, Blauschimmel-Weichkäse begünstigen das Wachstum bestimmter Bakterien, zum Beispiel Listerien und sollen daher gemieden werden

- vorgefertigter Reibekäse aus der Tüte

Produkt kann Listerien enthalten

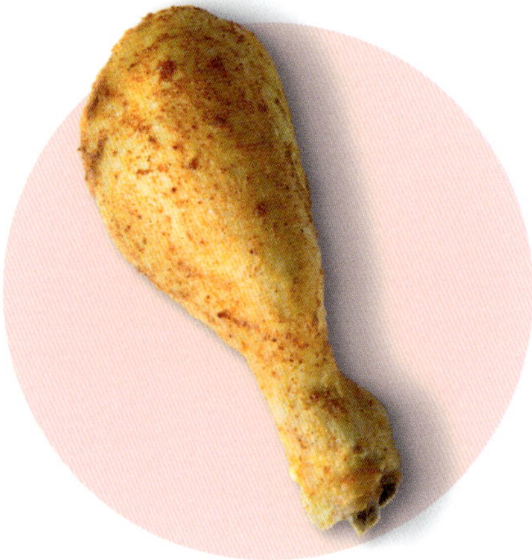

FLEISCH, GEFLÜGEL, WURST UND SCHINKEN FÜR SCHWANGERE

Gerade in der Schwangerschaft ist es wichtig, dass wir qualitativ hochwertiges Fleisch essen: also Klasse statt Masse. Gutes (Bio-)Fleisch kommt idealerweise aus der Region, von Tieren aus artgerechter Haltung und aus einer Ressourcen-schonenden Produktion. Bio-Fleisch enthält gesündere Inhaltsstoffe: die 2016 veröffentlichte Metastudie der Universität Newcastle (die ich auch schon bei den Milchprodukten zitiert habe) konnte zeigen, dass Bio-Fleisch beispielsweise 50 Prozent mehr gesunde Omega-3-Fettsäuren und weniger gesättigte Fettsäuren sowie mehr essenzielle Nährstoffe als konventionelles Fleisch enthält. Ich esse so gut wie nur Bio-Fleisch, natürlich auch in der Schwangerschaft. Bei Wurstwaren sieht das etwas anders aus, aber die esse ich selten und wenn, dann nur wenig.

FLEISCH FÜR SCHWANGERE

Fleisch liefert u.a. Vitamin B12 und Eisen sowie Proteine, ist also für Schwangere eine wertvolle Nährstoffquelle, wenn es denn in Maßen und in guter Qualität genossen wird. Fleisch birgt jedoch auch Risiken, z.B. kann rohes Fleisch Salmonellen, Listerien und Toxoplasmose-Parasiten enthalten, auch sind nicht alle Fleischsorten empfehlenswert und ein zu hoher Konsum ist erwiesenermaßen nicht gesund. Insbesondere Wurst enthält auch ungünstige Inhaltsstoffe.

Frisch gekauftes Fleisch ohne Zusatzstoffe, gekocht oder sanft durchgebraten ist sicher die gesündeste Variante. Viele Menschen hierzulande lieben z. B. Geflügelfleisch. Das ist mager und lässt sich vielseitig zubereiten. Geflügel kommt in der Regel aus übelster Massentierhaltung, daher kaufen wir ausschließlich Bio-Geflügelprodukte.

Ich esse nicht viel und nicht oft Fleisch, in der Regel nur am Wochenende und das habe ich auch in der Schwangerschaft so gemacht. Am meisten Lust hatte ich aber immer auf ein rosa gebratenes Steak, leider ein Tabu mit Babybauch.

Die DGE rät generell, eher mageres, gut durchgegartes Fleisch und Geflügel, mageren Bratenaufschnitt und gekochten Schinken ohne Fettrand zu bevorzugen und nicht mehr als 600 Gramm insgesamt pro Woche zu essen.

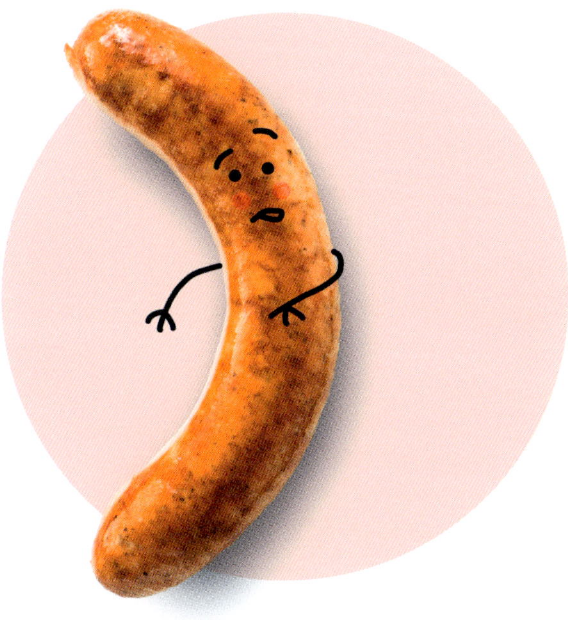

EINKAUFS-RATGEBER: FLEISCH

Generell empfehle ich, Fleisch und Aufschnitt möglichst frisch beim Metzger oder an der Fleischtheke zu erwerben, idealerweise am Stück oder vor euren Augen frisch aufgeschnitten und in kleinen Mengen. Fertig verpackte Wurst- und Schinkensorten kauft ihr am besten auch in kleinen Mengen mit möglichst langem Mindesthaltbarkeitsdatum.

Bei abgepacktem Fleisch unbedingt auf das Mindesthaltbarkeitsdatum achten und schauen, ob es unter Schutzatmosphäre verpackt wurde (steht drauf), dann sieht es eventuell frischer aus, als es ist. Frisches Fleisch glänzt leicht, ist weder schmierig noch wässrig und es riecht neutral (weder auffallend säuerlich noch süßlich). Ob abgepacktes Fleisch noch frisch genug ist, erkennt ihr mit einem einfachen Test: Drückt mit dem Daumen ganz leicht hinein – gibt es nach und der Abdruck verschwindet wieder, ist das ein gutes Zeichen.

GASTRO-RATGEBER: DARF ICH DÖNER ESSEN?

Da rohes und halbrohes Fleisch für Schwangere „tabu" ist, solltet ihr bei der Bestellung im Restaurant stets sagen, dass die entsprechende Speisen (z. B. Steaks) gut durchgegart werden müssen. Habt ihr Zweifel an der Hygiene des Restaurants, esst dort lieber nicht, solange ihr schwanger seid. Auch gegen einen Döner ist in der Schwangerschaft grundsätzlich nichts einzuwenden, ihr solltet jedoch darauf achten, dass die Stücke, die für euch abgeschnitten werden, auch wirklich durch sind. In Stoßzeiten hab ich schon gesehen, dass manche es damit nicht so genau nehmen.

TIPPS IM UMGANG MIT FLEISCH

1. Fleisch bei max. 4 °C zwei bis max. drei Tage dunkel lagern.

2. Wurst und Schinken bei 4 °C bis 6 °C im Kühlschrank lagern und innerhalb weniger Tage verbrauchen.

3. Bei der Zubereitung rohes Fleisch von anderen Speisen fernhalten.

4. Messer, Brett und Hände nach dem Kontakt mit rohem Fleisch sofort gründlich waschen, auch die Spüle! Mit kochendem Wasser nachgießen.

5. Hackfleisch immer am selben Tag verarbeiten, ansonsten direkt nach dem Kauf einfrieren.

6. Geflügelfleisch: immer gut durcherhitzen, denn es ist häufig mit Salmonellen kontaminiert.

7. Die optimale Lagertemperatur für Frischgeflügel liegt zwischen 0 °C und 2 °C, was deutlich geringer ist als die übliche Kühlschranktemperatur. Also gilt: nicht lange lagern, essen!

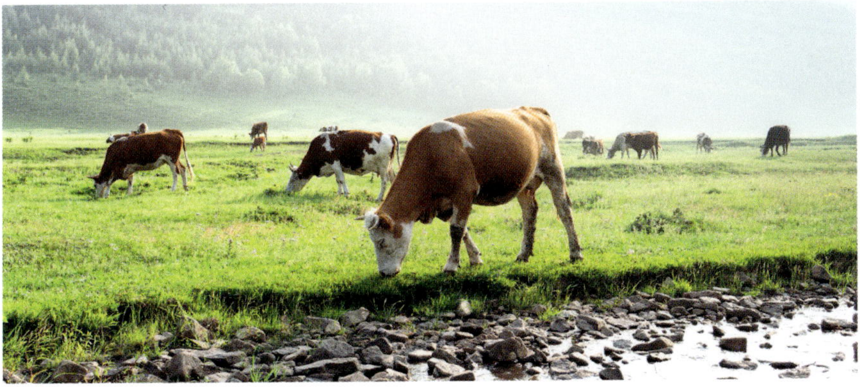

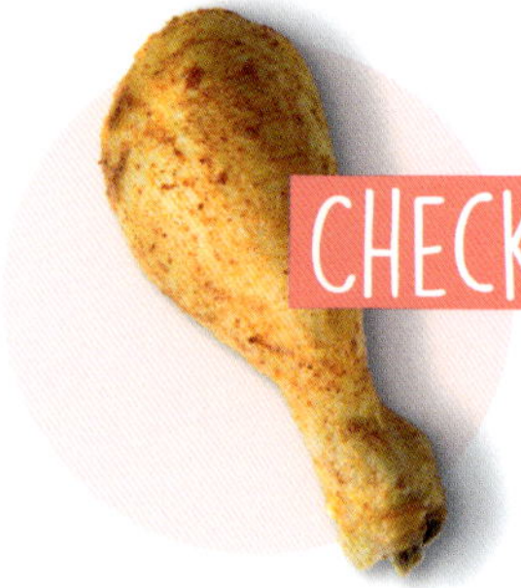

CHECKLISTE: FLEISCH UND FLEISCHPRODUKTE

UNBEDENKLICH

Sehr gut durchgebratenes oder gekochtes Fleisch

Gegarte Pökelfleischerzeugnisse, wie

- Bratenaufschnitt
- Hähnchenbrustaufschnitt
- Gekochter Schinken
- Kassler/Kasseler
- Putenbrustaufschnitt

Brühwurst, wie

- Bierschinken
- Bierwurst
- Bockwurst
- Bratwurst
- Fleischwurst
- Frankfurter Würstchen
- Gelbwurst
- Jagdwurst
- Leberkäse
- Lyoner
- Mortadella
- Weißwurst
- Wiener Würstchen

Kochwurst, wie

- Blutwurst
- Corned Beef
- Leberwurst
- Sülzwurst
- Wurstwaren aus Dosen und Gläsern

Fleischsalat und Feinkostsalate mit Konservierungsstoffen

UMSTRITTEN

- Leber

enthält viel Vitamin A und das kann in großen Mengen für den Fötus gefährlich sein, im ersten Schwangerschaftsdrittel also lieber meiden, später nur wenig essen

BEDENKLICH

Fleischsalat und Feinkostsalate ohne Konservierungsstoffe

Produkte können z. B. mit Toxoplasmen und/oder Listerien belastet sein

Rohes oder halbrohes Fleisch, wie

- Carpacchio
- Hackepeter
- Mett
- Roastbeef-Aufschnitt
- Steak medium (rosa) oder rare (blutig)
- Tartar

Produkte können z. B. mit Toxoplasmen und/oder Listerien belastet sein

Rohwurst, wie

- Cabanossi
- Chorizo
- Landjäger
- Mettwurst
- Plockwurst
- Salami
- Teewurst
- Schlackwurst
- Zervelatwurst

Produkte können z. B. mit Toxoplasmen und/oder Listerien belastet sein

Rohe Pökelfleischerzeugnisse (haltbar gemacht durch Trocknen, Räuchern, Salzen), wie

- Bündner Fleisch
- Coppa
- Entenbrust, geräuchert
- Katenschinken
- Lachsschinken
- Nussschinken
- Rauchfleisch
- Räucherspeck
- Rohschinken
- San Daniele-Schinken
- Schwarzwälder Schinken
- Serranoschinken
- Parmaschinken

Produkte können z.B. mit Toxoplasmen und/oder Listerien belastet sein

GUT ZU WISSEN:

Gut durchgegartes Fleisch und Geflügel (soll innen nicht mehr rosa sein bzw. glasig bei Geflügel) ist für Schwangere erlaubt, ebenso Wurst- und Fleischwaren, die bei der Herstellung erhitzt wurden. Egal ob vom Rind, Schaf, Wild, Kaninchen oder Geflügel: Alle Wurst- und Schinkensorten (auch die „verbotenen") könnt ihr essen, wenn sie mindestens zwei Minuten lang in ihrem Inneren eine Kerntemperatur von mindestens 70 °C aufgewiesen haben, es spricht z. B. nichts gegen eine Salami-Pizza. Das Einfrieren der Lebensmittel (-21 °C) tötet zwar die Toxoplasmen ab, nicht aber Listerien.

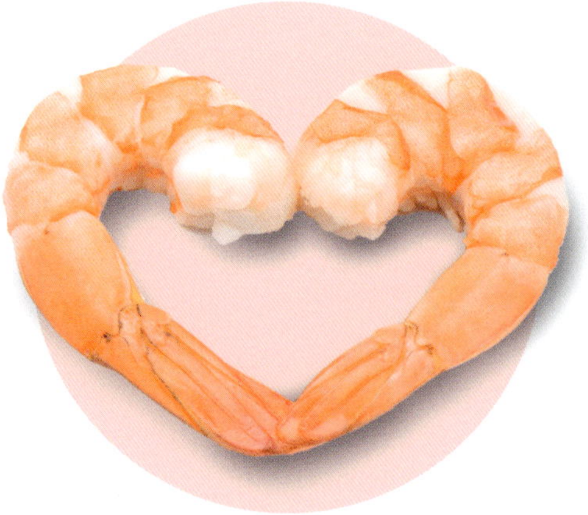

FISCH UND MEERESFRÜCHTE FÜR SCHWANGERE

Fisch ist die beste Quelle für Omega-3-Fettsäuren, Jod, Vitamin D, Selen und andere wertvolle Inhaltsstoffe. Und gerade in der Schwangerschaft sind diese vier besonders wichtig für das Wachstum und die Entwicklung des Kindes. Schwangere sollten Fisch jedoch nur gut durchgegart verzehren, weil durch rohen oder halbrohen Fisch Krankheitskeime oder Parasiten wie z. B. Listerien oder Salmonellen übertragen werden können. Bei erstklassiger, superfrischer Ware ist diese Gefahr natürlich sehr gering, aber wer weiß schon so genau beim Einkauf, was dem Fisch so alles widerfahren ist auf dem Weg in den Verkauf.

In fettreichen Seefischen findet ihr am meisten der für Schwangere so wichtigen Mikronährstoffe. Ich liebe fetten Fisch, daher kam mir das sehr gelegen. Ich liebe ihn allerdings vor allem als Sushi oder nicht ganz durchgebraten, was wiederum ungünstig war in der Schwangerschaft, denn vom Verzehr von rohem oder halbrohem Fisch wird absolut abgeraten.

Ich habe in der Schwangerschaft die Scholle für mich entdeckt, die trotz Durchbraten nicht zu trocken wurde. Scholle gehört allerdings zu den mageren Seefischen, die fettreichen enthalten deutlich mehr Omega-3-Fettsäuren. Ich habe aber, wie schon berichtet, sowieso Jod und Omega-3-Fettsäuren zur

Nahrungsergänzung eingenommen, darum habe ich mir darüber nicht den Kopf zerbrochen. Als eher fettreiche Fische gelten z. B. folgende: Thunfisch, Sardine, Hering, Makrele, Schwertfisch und als fettreiche Süßwasserfische Lachs, Aal, Wels und Karpfen.

Die DGE empfiehlt Schwangeren, zweimal pro Woche Fisch zu essen, aber eher wenig Thunfisch, Schwertfisch, Kabeljau, Weißfisch, Hecht oder Seehecht, da diese mit Schadstoffen und Quecksilber belastet sein können.

NACHHALTIGER FISCH IST BESSER

Da immer mehr Fischbestände überfischt werden, bevorzuge ich beim Einkauf Fische mit einer anerkannt nachhaltigen Herkunft. Dabei helfen mir nachhaltige Fischsiegel wie Naturland, Marine Stewardship Council (MSC), das Pendant für Zuchtfisch Aquaculture Stewardship Council (ASC), Friend of the Sea (FOS) sowie Alaska Seafood Marketing Institute (ASMI) und Iceland Responsible Fisheries (IRF).

Bio-Zuchtfische kommen aus ökologischen Aquakulturen und sind für mich die bessere Wahl als konventionell gezüchtete Fische. Sie wachsen, weitestgehend ohne Antibiotika und Zusatzstoffe, in naturnahen Teichen oder Gehegen auf und haben mehr Platz als die anderen Fische, um nur ein paar Pro-Argumente zu nennen. Dennoch sind auch Fische aus Bio-Aquakulturen nicht „sicher", sie haben ebenfalls mit gesundheitlichen Problemen zu kämpfen und weisen teilweise auch eine andere Nährstoffzusammensetzung auf als ihre wild lebenden Artgenossen. Der Grund dafür ist z. B. anderes Futter.

EINKAUFS-RATGEBER: FISCH UND MEERESFRÜCHTE

Fisch und Meeresfrüchte gehören zu den leicht verderblichen Lebensmitteln und sind daher mit Vorsicht zu genießen. Es ist also wichtig, frischen Fisch erkennen zu können: Die Augen sollten noch prall und klar sein, wenn sie bereits eingefallen sind, ist das ein Zeichen dafür, dass der Fisch nicht mehr topfrisch ist. Kiemen und Bauchraum sollten feucht und rot sein, die Haut noch glänzend. Glanzlose, milchige, trockene Filets sind ebenfalls nichts für euch.

Frischer Fisch stinkt nicht nach Fisch, er riecht eher nach Meer und Algen. Säuerlich oder tranig-faulig riechenden Fisch solltet ihr auf keinen Fall mehr verzehren, das gilt nicht nur für die Schwangerschaft.

Übrigens: Steht das Wort „frisch" nicht mit auf dem Verkaufsschild, also z. B. nur „Lachs", war der Fisch zunächst eingefroren und wurde wieder aufgetaut – diesen Fisch müsst ihr sofort verbrauchen und dürft ihn nicht wieder einfrieren.

Wenn ihr den Fisch beim Händler kauft, sollte der nicht nur auf Eis liegen, sondern idealerweise damit bedeckt sein.

GASTRO-RATGEBER: KANN ICH FISCHBRÖTCHEN ESSEN?

Ja, alle Fischbrötchen mit durchgebratenem oder -gekochtem Fisch kann man getrost in der Schwangerschaft essen. Generell gilt wie beim Fleisch, dass ihr rohen oder halbrohen Fisch, rohe oder halbrohe Fischerzeugnisse und Meeresfrüchte nicht essen solltet – im Zweifel fragt lieber nach oder sagt bei der Bestellung Bescheid. Habt ihr Zweifel an der Hygiene eines Restaurants, geht lieber an einem anderen Ort essen.

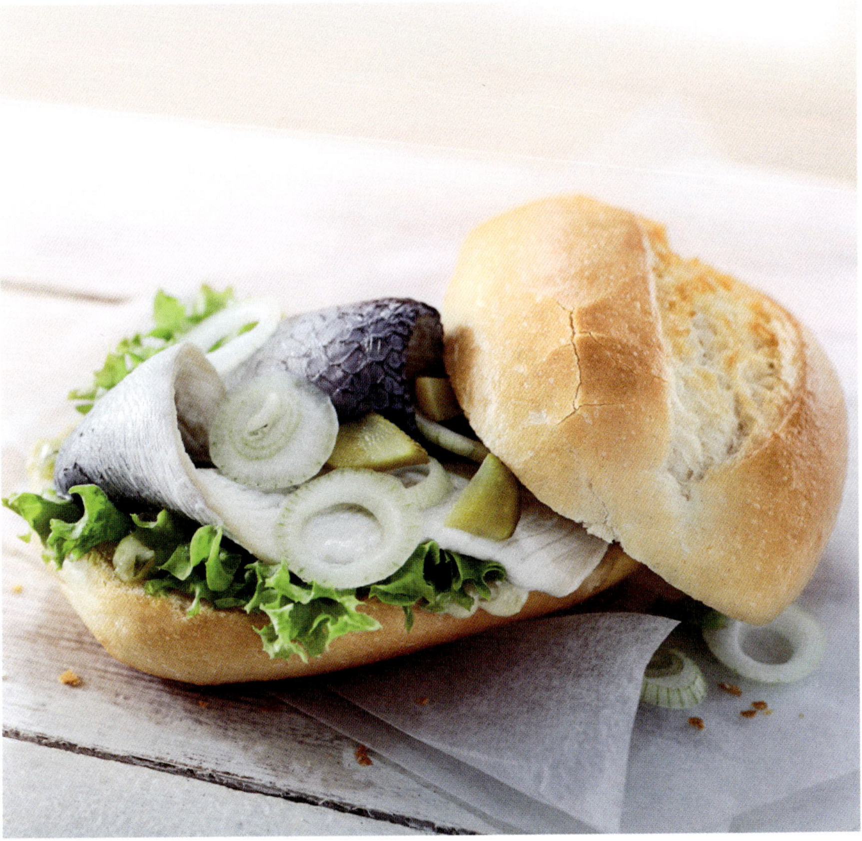

SICHERER UMGANG MIT FISCH

1. Nach dem Einkauf transportiert ihr den Fisch am besten in einer Isoliertasche mit Kühlakkus.

2. War der Fisch beim Einkauf absolut frisch, dann kann er einige Tage im Kühlschrank an der kältesten Stelle (an der Rückwand über dem Gemüsefach) gelagert werden oder ihr friert ihn direkt ein.

3. Tiefkühlfisch schonend im Kühlschrank auftauen.

4. Vor dem Kochen: Fisch aus der Packung herausnehmen und gründlich mit kaltem Wasser säubern, dann mit einem sauberen Tuch vorsichtig abtupfen und zubereiten.

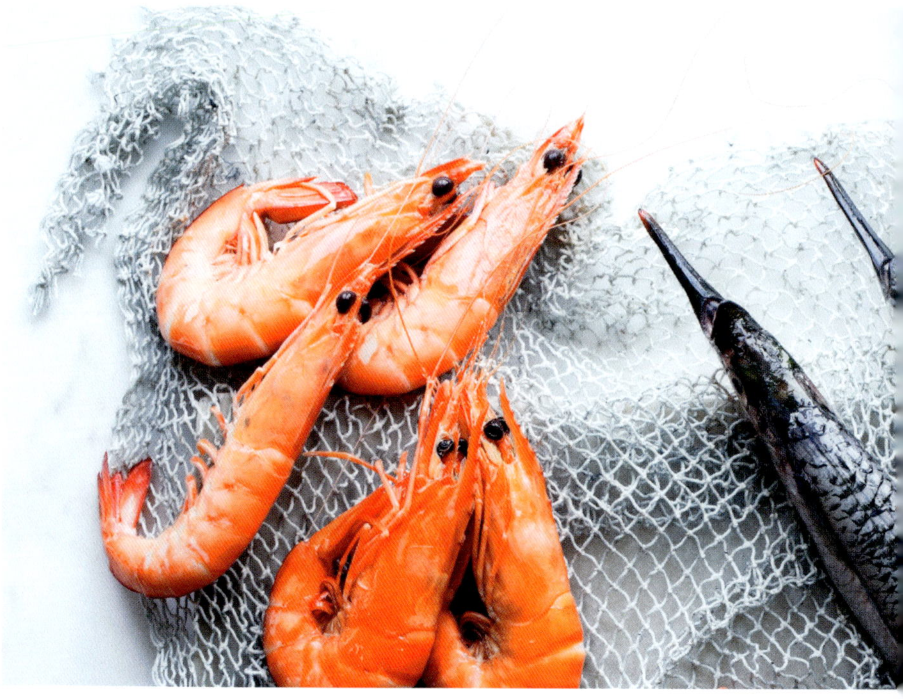

5 Natürlich vor und nach dem Berühren des Fisches gründlich die Hände waschen, ebenso die Küchengeräte und Arbeitsflächen – diese könnt ihr auch mit kochendem Wasser übergießen.

6 Fisch im Kühlschrank so aufbewahren, dass er nicht mit anderen Speisen in Berührung kommt.

7 Fischprodukte nach dem Öffnen der Verpackung bei 4 °C bis 6 °C kühlen und innerhalb von zwei Tagen aufessen.

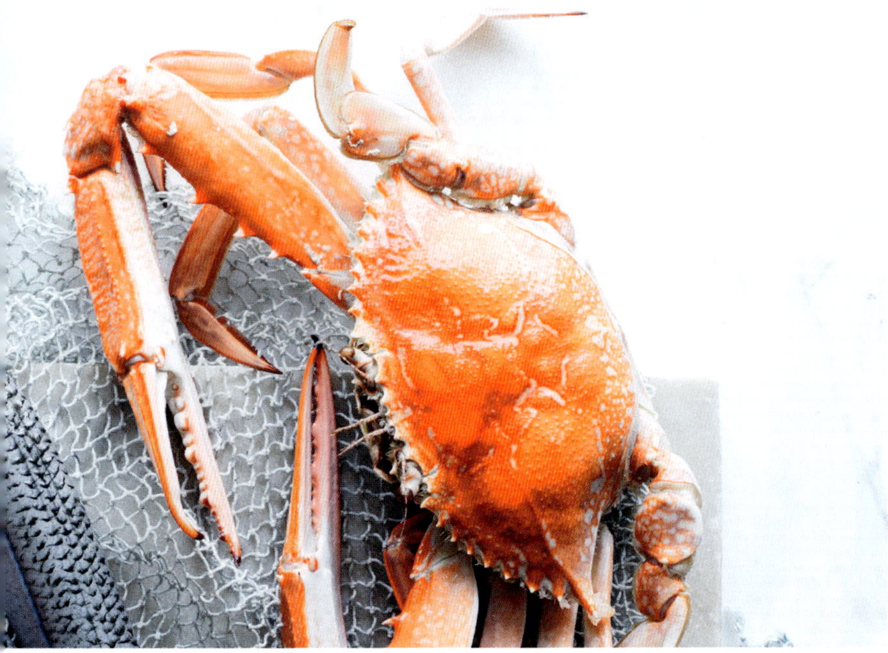

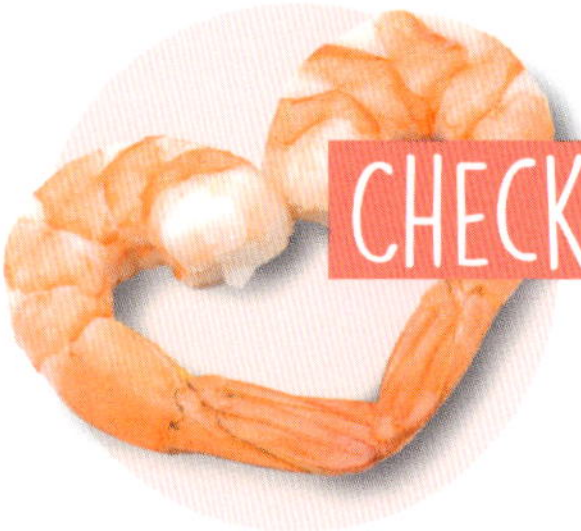

CHECKLISTE: FISCH UND MEERESFRÜCHTE

UNBEDENKLICH

Sehr gut durchgegarte Fische und Meerestiere, wie

- Calamari
- Fischstäbchen
- frischer Fisch
- Muscheln
- Tiefkühlfisch

Gegarte Fischkonserven (nicht aus dem Kühlregal), wie

- Brathering
- Bratrollmops
- Hering in Tomatensauce
- Hering in Gelee
- Makrele in Öl
- Rollmops in Gelee
- Sardinen in Öl
- Thunfisch

Thunfisch kann mit Schadstoffen und Quecksilber belastet sein, also lieber nicht viel davon verzehren

Industriell hergestellte Fischmarinaden in stark saurem Aufguss (Herstellerverpackung muss original verschlossen, alle Fischteile vollständig mit der Essigflüssigkeit bedeckt sein), wie

- Bismarckheringe
- Rollmops
- Heringsröllchen in stark saurem Aufguss

UMSTRITTEN

Gegarte Seefische, wie

- Aal
- Hai
- Hecht
- Heilbutt
- Kabeljau
- Seeteufel
- Steinbeißer
- Thunfisch
- Schwertfisch
- Weißfisch

Eher nein: Diese können mit Quecksilber und anderen Schadstoffen belastet sein

BEDENKLICH

Roher oder halbroher Fisch, *wie*

- Austern
- Ceviche
- Fischcarpacchio
- Kaviar
- Sashimi
- Sushi

Produkte können z. B. mit Listerien belastet sein. Roher Kaviar kann zudem Schwermetalle enthalten

Geräucherter Fisch (heiß und kalt geräuchert), *wie*

- geräucherte Forelle
- geräucherte Lachsforelle
- Räucherlachs
- Räuchermakrele
- Stremellachs
- geräucherter Heilbutt

Produkte können z. B. mit Listerien belastet sein

Gebeizter Fisch, *wie*

- Graved Lachs

Produkte können z. B. mit Listerien belastet sein

Durch Salz und Trocknung haltbar gemachter Fisch, *wie*

- Klippfisch
- Stockfisch

Produkte können z. B. mit Listerien belastet sein

Fischprodukte aus dem Kühlregal, *wie*

- Hering in Sahnesauce (oder in anderen Saucen)
- marinierter Hering
- Matjesfilets

Produkte können z. B. mit Listerien belastet sein

GUT ZU WISSEN:

Gut durchgegarte Fische, Fischprodukte und Meeresfrüchte können Schwangere bedenkenlos essen. Bei der Zubereitung gilt es, den Fisch so lange zu kochen, braten, grillen, frittieren, dünsten, backen, bis er innen vollständig undurchsichtig ist bzw. nicht mehr glasig und sich mit einer Gabel leicht zerteilen lässt. Jakobsmuscheln werden fest und weißlich. Austern und andere Muscheln solltet ihr mindestens zehn Minuten lang kochen. Die Muscheln, die dann noch geschlossen sind, bitte nicht essen – sie können verdorben sein. Vorgegart gekaufte Garnelen und andere Meeresfrüchte vor dem Essen nochmal zehn Minuten kochen oder braten, dabei sollte im Inneren mindestens zwei Minuten lang eine Temperatur von 70 °C geherrscht haben.

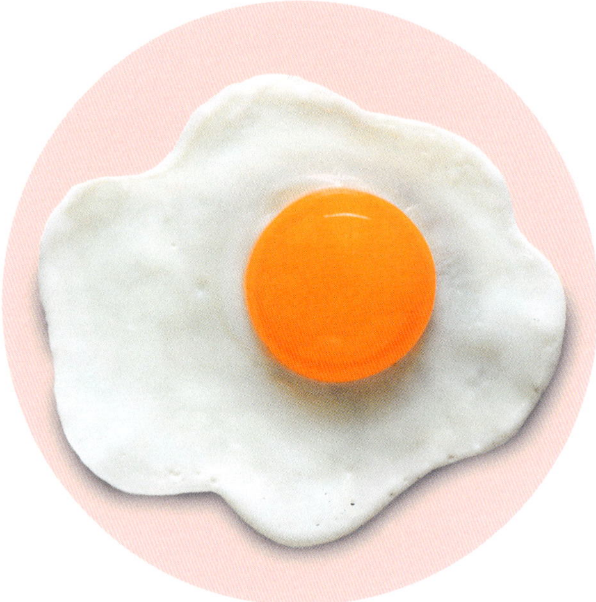

EIER UND EIERSPEISEN FÜR SCHWANGERE

Eier enthalten Eiweiß und wertvolle Nährstoffe wie z. B. die Vitamine A, D, E, K und B-Vitamine sowie verschiedene Mineralstoffe wie Kalzium, Phosphor und Eisen im Eigelb und Natrium und Kalium im Eiklar. Schwangeren wird empfohlen, keine rohen oder halbrohen Eier und Eispeisen zu verzehren, da sie mit Salmonellen belastet sein können.

Für Schwangere (aber auch für alle anderen) sind meiner Meinung nach Bio-Eier die bessere Wahl. Mal abgesehen von den Qualen, die bestimmte konventionelle Haltungsweisen für Tiere bedeuten, ist das Futter von Bio-Hühnern nicht mit Medikameten kontaminiert, gentechnikfrei, frei von synthetischen Farbstoffen und von höherer Qualität (Getreide, Hülsenfrüchte, Ölsaaten und etwas Grünfutter). Also kann ich davon ausgehen, dass auch die Eier weniger belastet sind. Sie schmecken mir zudem besser. Auch bei Eiern sind die Kriterien von Demeter übrigens strenger als bei normalen Bio-Eiern, weshalb ich sie eindeutig bevorzuge.

WORAN ERKENNE ICH FRISCHE EIER?

Natürlich sind auch Eier dann am besten für euch, wenn sie möglichst frisch sind. Ihr könnt das daran erkennen, dass sie in einem Glas Wasser am Boden liegen bleiben. Wenn die Eier schon etwas älter sind, richten sie sich im Glas auf, ihr könnt sie aber gut durchgegart noch bedenkenlos essen. Ist das Ei zu alt, schwimmt es oben – diese Eier sind dann wahrscheinlich nicht mehr gut und sollten nicht mehr gegessen werden. Ein wirklich faules Ei erkennt ihr zudem am Geruch, wenn es geöffnet wird ...

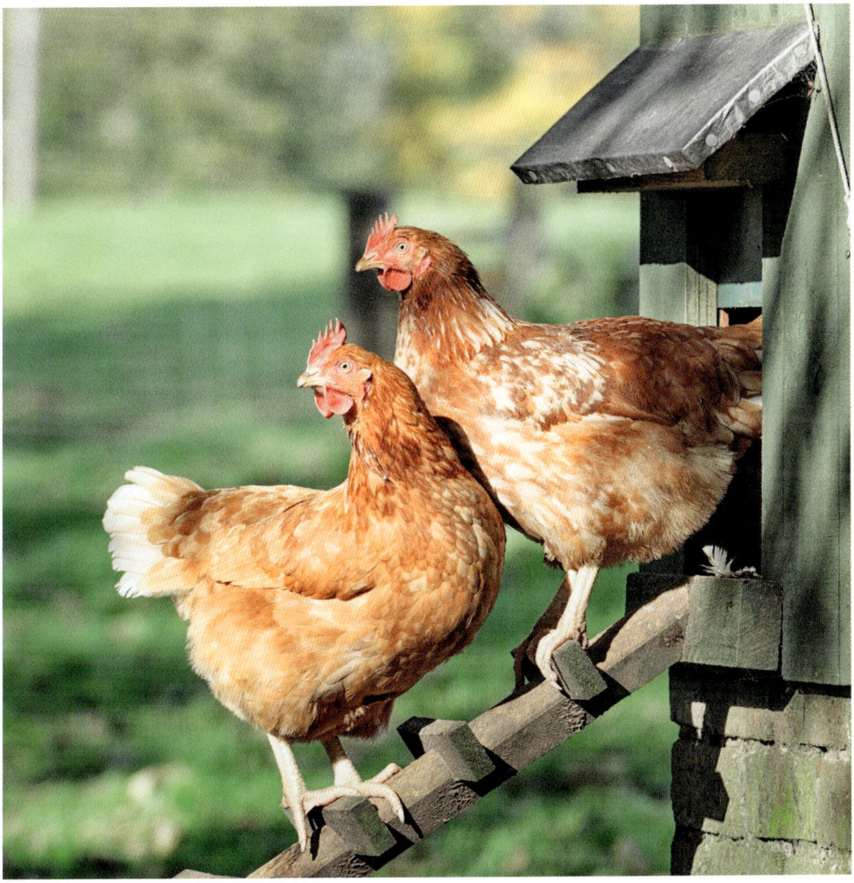

EINKAUFS-RATGEBER: EIER UND EIERSPEISEN

Wenn es auf der Verpackung nicht klar ersichtlich ist, erkennt ihr auch an der Nummer, welche auf jedes Ei gedruckt wird, ob es sich um ein Bio-, Freiland- oder Bodenhaltungs-Ei handelt. Steht eine „0“ an erster Stelle, ist es ein Bio-Ei. Eine „1“ steht für konventionelle Freilandhaltung, eine „2“ für Bodenhaltung im Stall und eine „3“ für Käfighühner. Die dann folgenden Buchstaben sind der Ländercode, z. B. „DE“ für Eier aus Deutschland. Die siebenstellige Nummer gibt den Erzeugerbetrieb an.

GASTRO-RATGEBER: MAYONNAISE IN DER SCHWANGERSCHAFT?

Eier könnt ihr bedenkenlos genießen, wenn sie hartgekocht, Eiweiß und Eigelb also fest geworden sind. Das gilt auch für industriell hergestellte Produkte wie Mayonnaise aus der Tube oder gründlich durchgegarte Saucen und Backwaren, die Eier enthalten. Im Restaurant fragt ihr am besten einfach nach, wenn ihr unsicher seid. Besonders Desserts wie Tiramisu oder Mousse au Chocolat können – sofern der Betrieb sich die Mühe macht, sie selber zu fertigen – auch mal rohe Eier enthalten.

SICHERER UMGANG MIT EIERN

1. Lagert die Eier am besten im Kühlschrank.

2. Wascht euch nach dem Kontakt mit der Schale und dem rohen Ei gründlich die Hände und auch alles andere, was mit der Schale oder dem rohen Ei in Berührung gekommen ist.

3. Eier mit sehr schmutziger oder kaputter Schale lieber nicht mehr verwenden.

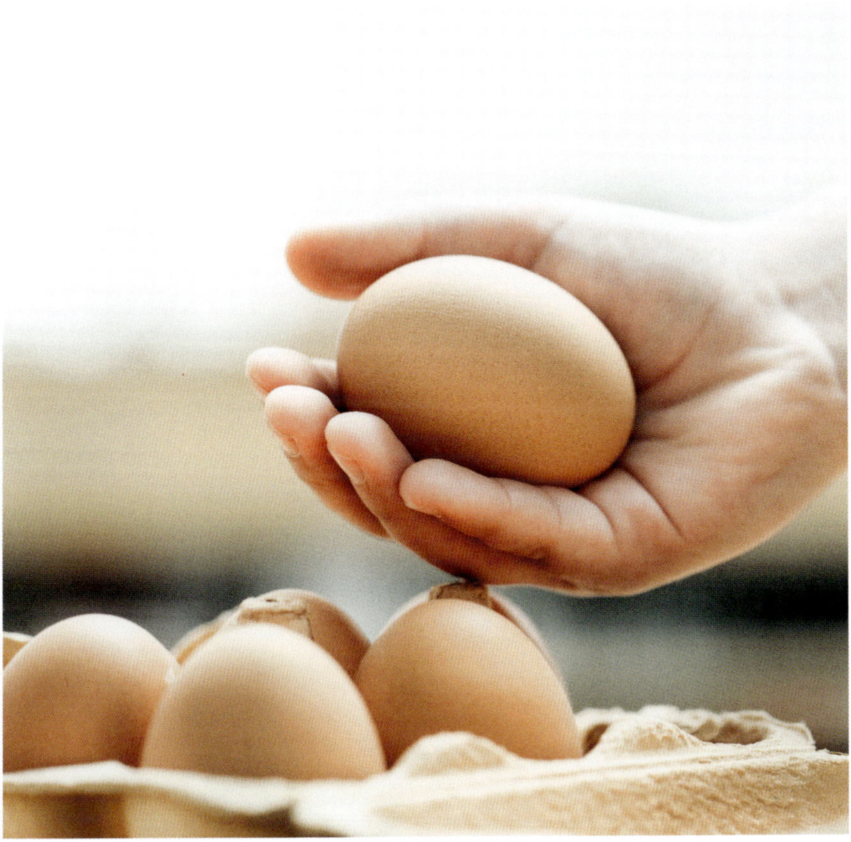

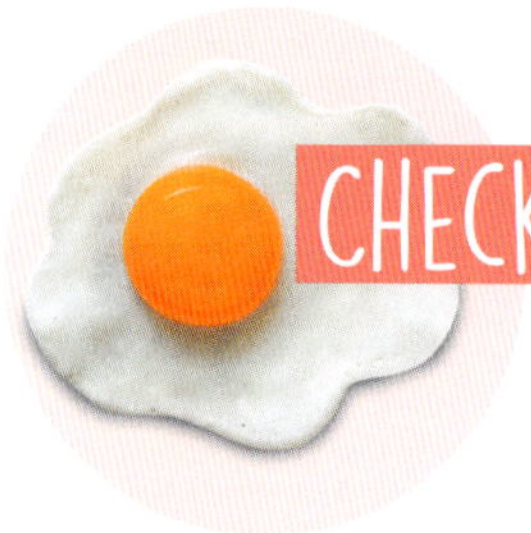

Checkliste: Eier und Eierspeisen

Unbedenklich

Industriell gefertigte Produkte, wie

- alle Backwaren, die so gut durchgegart wurden, dass die Eier nicht mehr roh oder halbroh sind
- Remouladensauce
- Sauce Hollandaise
- Mayonnaise
- Salatdressings
- Mousse au Chocolat
- Zabaione
- Sorbet
- Tiramisu

Je nach Produkt ist viel Zucker enthalten

Sehr gut durchgegarte Eier, z. B. als

- hartgekochtes Ei
- Omelette
- pochiertes Ei
- Rührei
- Spiegelei (das Gelbe muss hart sein)

Bedenklich

Rohe oder halbrohe Eier und Speisen mit rohem oder halbrohem Ei darin, wie

- alle Backwaren, die rohe oder halbrohe Eier enthalten und nicht lange genug durcherhitzt wurden
- Mayonnaise (selbstgemacht bzw. ohne Konservierungsstoffe)
- Mousse au Chocolat (selbstgemacht bzw. ohne Konservierungsstoffe)
- Sauce Hollandaise (selbstgemacht bzw. ohne Konservierungsstoffe)
- Sorbet (selbstgemacht bzw. ohne Konservierungsstoffe)
- Spiegelei (mit weichem Eigelb)
- Tiramisu (selbstgemacht bzw. ohne Konservierungsstoffe)
- weiches Ei
- Zabaione (selbstgemacht bzw. ohne Konservierungsstoffe)

Es können Salmonellen enthalten sein

GUT ZU WISSEN:

Gut durchgegarte Eier und alle Speisen, die durchgegarte Eier enthalten, könnt ihr also in der Schwangerschaft bedenkenlos essen. Bei der Zubereitung gilt es, das Ei so lange zu kochen, braten oder backen, bis das Weiße und auch das Gelbe vom Ei hart geworden sind, also nicht mehr transparent oder glasig aussehen. Ich habe übrigens hin und wieder ein weiches Ei gegessen, ich konnte einfach nicht widerstehen.

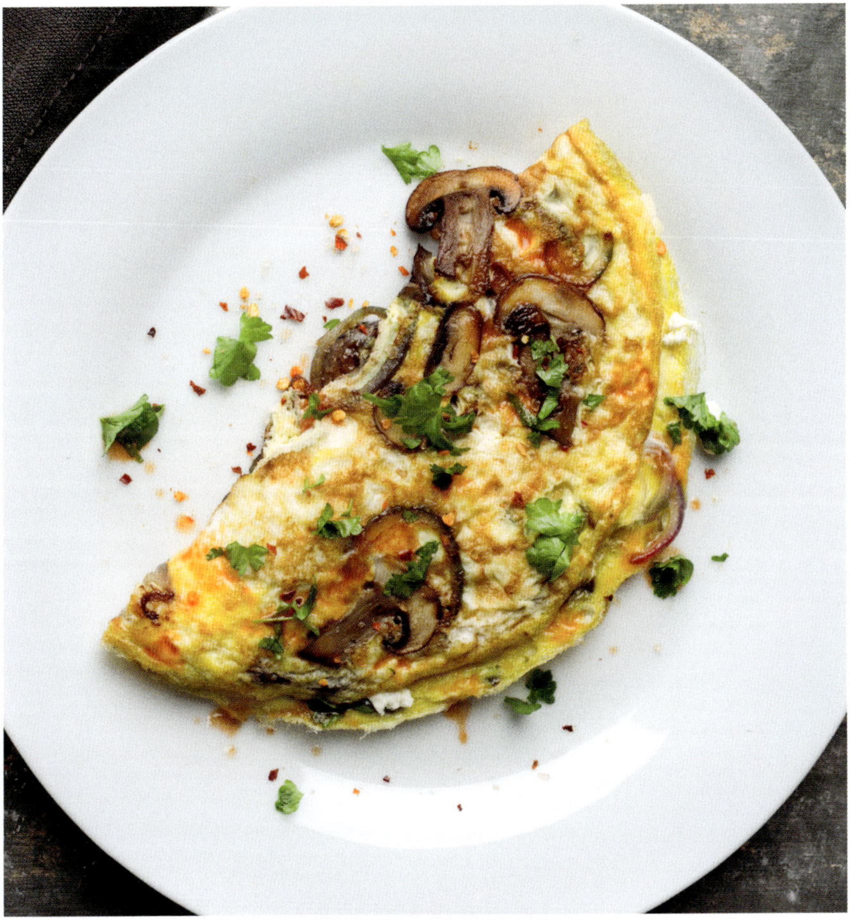

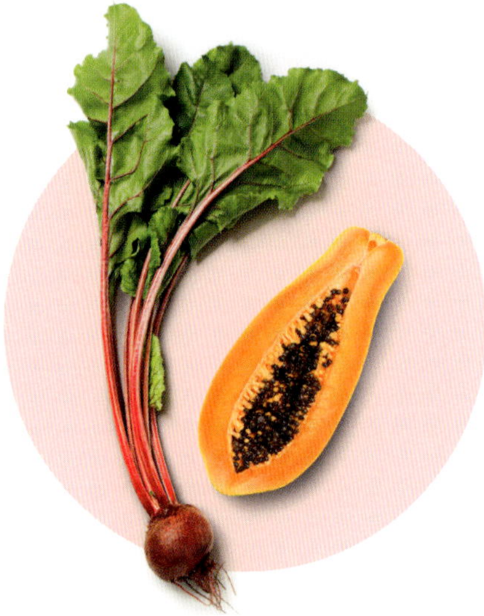

OBST UND GEMÜSE FÜR SCHWANGERE

Zu Beginn dieses Buches habe ich schon erwähnt, wie wichtig Obst, Gemüse und Salate sowie Hülsenfrüchte gerade in der Schwangerschaft sind, um genug Nährstoffe aufzunehmen. Zudem weisen sie auch eine hohe Nährstoffdichte auf. Die Nährstoffdichte bezeichnet das Verhältnis von Kalorien zu Nährstoffen. Gemüse hat zum Beispiel wenig Kalorien, aber viele Vitamine und Mineralien. Und da in der Schwangerschaft sehr viel mehr Nährstoffe gebraucht und verbraucht werden als normalerweise, der Kalorienbedarf aber nur wenig erhöht ist, bieten sich Obst und besonders Gemüse als Lebensmittel an, die wirklich viel gegessen werden können.

Ich persönlich liebe Gemüse heiß und innig. Es ist so köstlich, vielfältig und anpassungsfähig und dabei auch noch gesund, sodass ich wirklich jeden Tag sehr viel davon esse und essen will. In der Schwangerschaft war das natürlich nicht anders, ich musste da nur aufpassen, dass ich kleinere Portionen verzehre als sonst, weil der Bauch sich bei Rohkost und Salaten manchmal aufblähte und es wirklich unangenehm werden kann, wenn da auch ein Baby mit drin ist. Ich habe in der Zeit dann mehr gekochtes als rohes Gemüse gegessen. Aber das ist sicher bei jeder Frau anders, probiert einfach aus, wie ihr Gemüse am besten vertragt.

Obst (frisch und getrocknet) habe ich in den Schwangerschaften natürlich auch gerne gegessen, aber eher in kleineren Mengen, weil es viel Fruchtzucker enthalten kann – allen voran reife Bananen, süße Trauben, Ananas oder Datteln. Aber auch bei Obst und Gemüse gibt es ein paar Dinge zu beachten, um Infektionen mit Listeriose oder Toxoplasmose zu vermeiden.

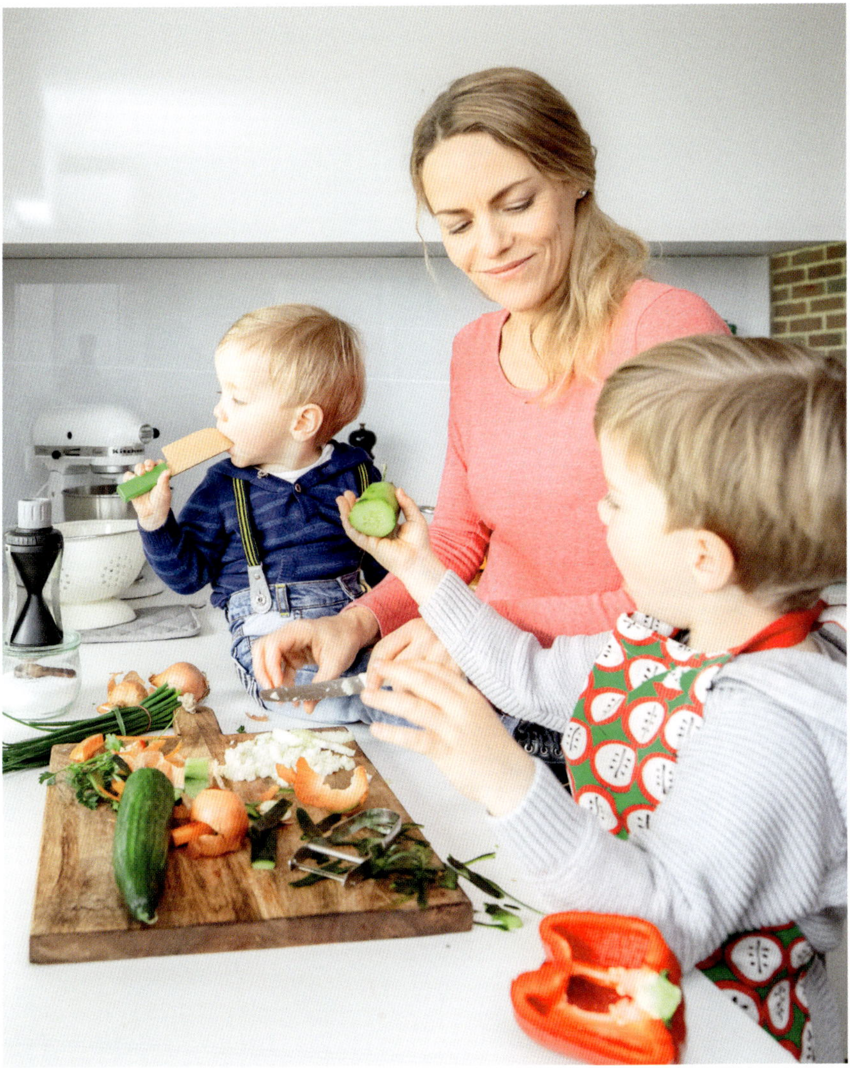

EINKAUFS-RATGEBER: OBST UND GEMÜSE

Ihr könnt als Schwangere sämtliches frisches Obst und Gemüse kaufen, auch hier am besten in Bio-Qualität (weniger Schadstoffe und Pestizide, mehr gesunde Inhaltsstoffe). Natürlich sind auch tiefgekühlte Produkte in Ordnung oder Gemüse und Obst aus Dosen und Gläsern.

Was ihr jedoch meiden solltet, sind vorgeschnittene und dann abgepackte Salate, abgepackte Rohkost und Obststücke sowie rohe Sprossen und Keimlinge, darin können sich schädliche Keime nämlich wunderbar vermehren. Finger weg auch von Smoothies ohne Konservierungsstoffe, frischgepressten Säften von Saftständen und in der Gastronomie. Die macht ihr euch in der Schwangerschaft besser selbst, denn sie sind großartige Nährstofflieferanten.

GASTRO-RATGEBER: OBST UND GEMÜSE

Hier gelten fast die gleichen Vorsichtsgebote wie im vorigen Abschnitt. Ich bin einfach hoffnungs- und vertrauensvoll davon ausgegangen, dass Restaurants Salat und Obst gründlich reinigen. Ich habe solche Speisen aber eher nur in guten Läden bestellt, bei denen ich mir einigermaßen sicher sein konnte, dass hygienisch gearbeitet wird. Smoothies ohne Konservierungsstoffe und frisch gepresste Säfte habe ich aber tatsächlich nur zu Hause gemacht und getrunken, was aber auch daran liegt, dass ich das generell so handhabe. Da weiß ich einfach, was drin ist und dass die Zutaten frisch und hochwertig sind.

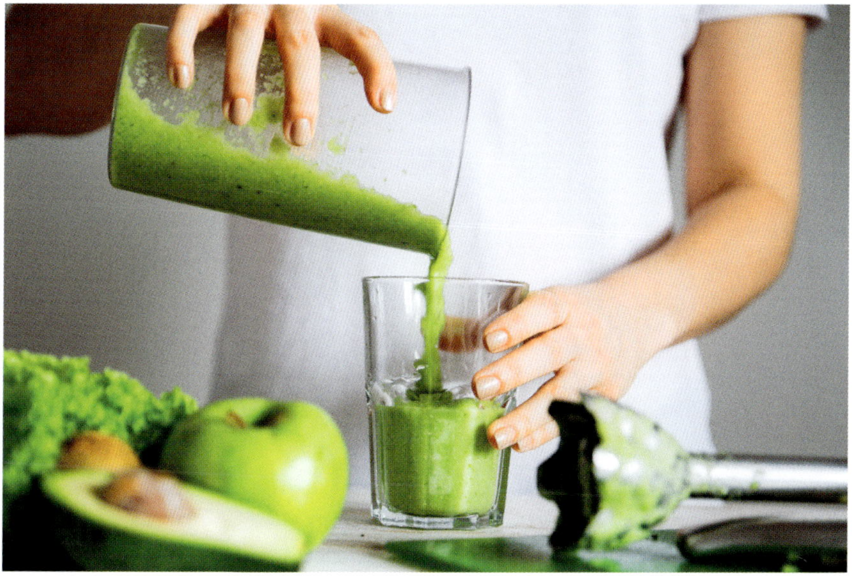

SICHERER UMGANG MIT OBST UND GEMÜSE

1. Obst und Gemüse möglichst frisch verzehren.

2. Welches Obst und Gemüse man besser im Kühlschrank lagern soll, hängt teils vom Reifegrad ab, teils von der Sorte.

3. Da Erde Toxoplasmen enthalten kann (durch Kontakt mit Katzenkot), muss Obst und Gemüse vor dem Verzehr sehr gründlich unter fließendem Wasser gereinigt werden.

4. Wascht euch nach dem Kontakt mit Erde gründlich die Hände und auch alles andere, was damit in Berührung gekommen ist.

5. Erdhaltige Lebensmittel, z. B. Kartoffeln oder Karotten, zur Vermeidung von Kreuzkontaminationen getrennt von anderen Lebensmitteln aufbewahren.

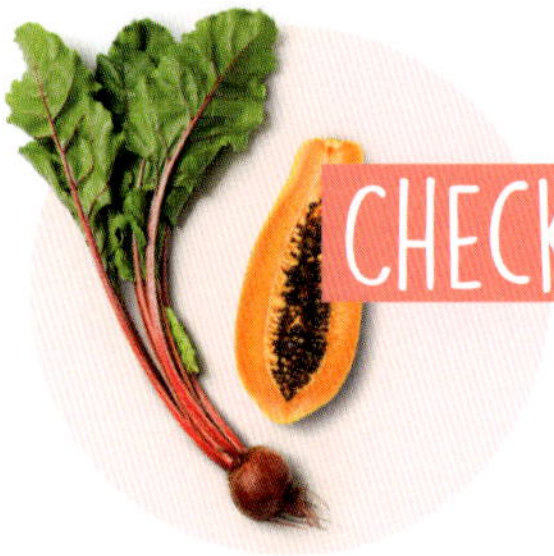

Checkliste: Obst und Gemüse

Unbedenklich

Alle rohen Obst- und Gemüsesorten, gründlich gereinigt, ggf. geschält

Gemüse- und Obstkonserven aus Dosen und Gläsern

Je nach Produkt ist viel Zucker enthalten

Selbstgemachte Smoothies und frischgepresste Säfte

wenn sie möglichst schnell nach Zubereitung verzehrt werden

Je nach Produkt ist viel Zucker enthalten

Alle gedünsteten, gekochten, gebratenen, gegrillten usw. Obst- und Gemüsesorten, gründlich gereinigt, ggf. geschält und möglichst schnell nach der Zubereitung verzehrt

Tiefgekühltes Obst und Gemüse

sofern es gründlich durchgegart wurde

Sprossen und Keimlinge

sofern sie über 70 °C erhitzt wurden

Hülsenfrüchte (Linsen, Erbsen, Bohnen), gut durchgegart

Industriell hergestellte Säfte und Smoothies

Je nach Produkt ist viel Zucker enthalten

Gekochtes Obst (Mus, Kompott, Marmelade, etc.), selbstgemacht oder gekauft

Je nach Produkt ist viel Zucker enthalten

Umstritten

Wald- bzw. Wildpilze | *Sie können Schadstoffe beinhalten, also nur wenig davon essen, besser für Schwangere: Zuchtpilze*

BEDENKLICH

Kartoffelschalen (roh und gegart)

können Solanin (giftig) enthalten. Sollte man nicht essen (und wenn, dann nur von ganz jungen Kartoffeln). Gilt für alle – unabhängig von der Schwangerschaft

Grüne und/oder stark keimende Kartoffeln

können Solanin (giftig) enthalten. Sollte man nicht essen. Gilt für alle – unabhängig von der Schwangerschaft

Alle rohen Obst- und Gemüsesorten, ungewaschen

Es können sich z. B. Listerien und Toxoplasmen daran befinden

Abgepacktes, portioniertes Obst

Es können sich z. B. Listerien und Toxoplasmen daran befinden

Rohe Sprossen und Keimlinge

Es können sich z. B. Listerien und Toxoplasmen daran befinden

Abgepackte und vorgeschnittene Salate und Rohkost

Es können sich z. B. Listerien und Toxoplasmen daran befinden

Frischgepresste Säfte und Smoothies von Saftständen und aus der Gastronomie

können z. B. Listerien enthalten

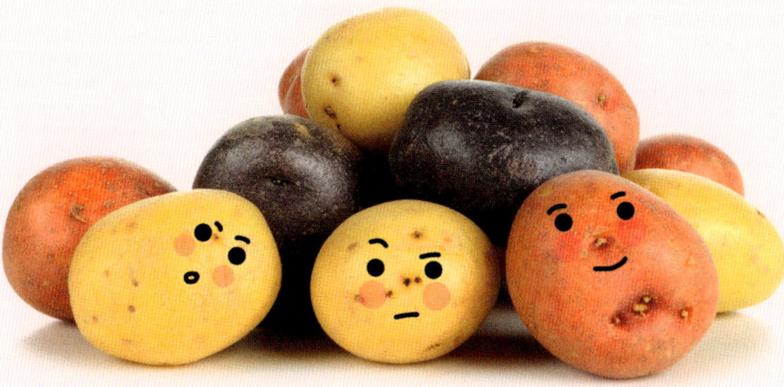

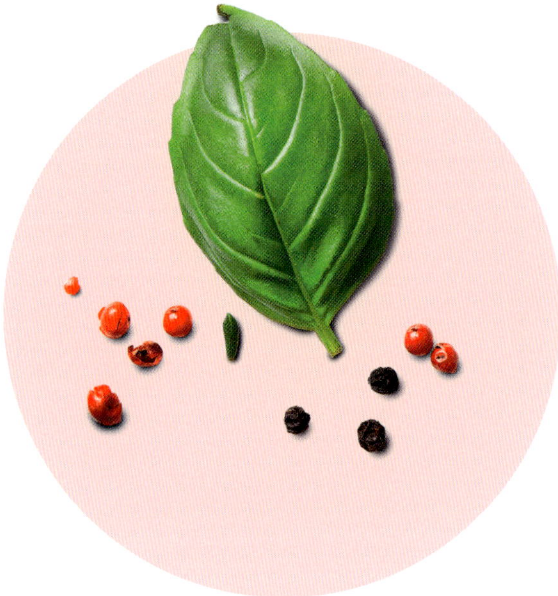

KRÄUTER UND GEWÜRZE FÜR SCHWANGERE

Gewürze und vor allem frische Kräuter sind wahre Kraftpakete mit vielen wichtigen Mikronährstoffen und wunderbar zum Verfeinern vieler Speisen geeignet. Gerade Schwangere können so für den Extra-Gesundheits-Kick in ihrem Essen sorgen. Bei uns zu Hause kommen wirklich viele Kräuter und Gewürze zum Einsatz, roh und gegart. Ich war allerdings oft unsicher, ob ich die bedenkenlos essen kann und ab welcher Dosis sie z. B. Wehen auslösend wirken. Nun liegt es aber in der Natur der Sache, dass niemand an Schwangeren ausprobiert, welche Kräutermengen evtl. schaden können, weshalb das auch keiner so genau weiß – das Risiko ist also relativ. Ich habe alle Kräuter und Gewürze gegessen, die ich mag, auch Knoblauch und Zwiebeln, aber nur in kleineren Küchengebrauchs-Portionen.

Esst eure Speisen also so gewürzt, wie es euch gefällt und fragt eure Hebamme, wenn ihr unsicher seid. Achtet dabei auf eure natürlichen Abneigungsreaktionen und berücksichtigt diese, denn euer Körper ist oft ein weiser Ratgeber, vor allem in der Schwangerschaft.

KRÄUTER UND GEWÜRZE IM TEE UND ALS HEILMITTEL

Viele Kräuter und Gewürze haben neben ihrem Geschmack aber auch eine therapeutische Wirkung, wenn man sie höher dosiert als in der Küche. Werden sie also zur Linderung von Beschwerden als innerliche oder äußerliche Anwendung (z. B. als Tee, Öle, Saft, Tinkturen, Tabletten und Tropfen) eingesetzt, sind sie meist in hoch konzentrierter Form und/oder als isolierter Wirkstoff enthalten und können zu unerwünschten Nebenwirkungen führen. Einige Kräuter und Gewürze gelten beispielsweise als wehenfördernd, können Krämpfe auslösen oder zu Blutungen führen.

Hier gilt also: Wollt ihr z. B. Erkältungstee trinken, Schwarzkümmelöl therapeutisch einnehmen oder andere Heilpflanzenzubereitungen verwenden, holt unbedingt vorab ärztlichen Rat ein oder fragt eure Hebamme!

EINKAUFS-RATGEBER: IST KNOBLAUCH SCHÄDLICH?

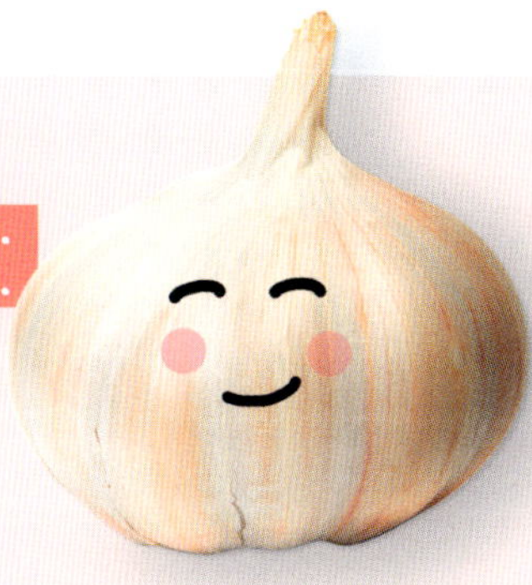

Ihr könnt Kräuter frisch, getrocknet oder tiefgekühlt nutzen. Ich achte auch bei Kräutern und Gewürzen darauf, überwiegend Bio-Qualität zu verwenden. Einige Kräuter pflanzen wir auch auf unserem Balkon an, sodass wir sie viele Monate im Jahr zu jeder Mahlzeit frisch essen können. Übrigens: Zwiebeln, Knoblauch, Bärlauch usw. schaden Schwangeren nicht, ihr könnt diese Pflanzen also beruhigt in normalen Küchengebrauchs-Mengen weiter essen.

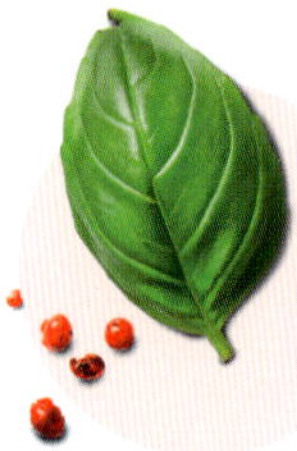

CHECKLISTE: KRÄUTER UND GEWÜRZE

UNBEDENKLICH

Frische, gründlich gereinigte Kräuter und Gewürze, roh oder zubereitet	**Tiefgekühlte Kräuter und Gewürze**	**Getrocknete Kräuter und Gewürze**
als Küchengewürz weitestgehend unbedenklich	*sofern sie über 70 °C erhitzt wurden*	*als Küchengewürz weitestgehend unbedenklich*

BEDENKLICH

Ungewaschene frische Kräuter und Gewürze	*Es können sich z. B. Listerien und Toxoplasmen daran befinden*

SICHERER UMGANG MIT KRÄUTERN UND GEWÜRZEN

1. Frische Kräuter möglichst frisch verzehren.
2. Da Erde Toxoplasmen enthalten kann (durch Kontakt mit Katzenkot), müssen Kräuter vor dem Verzehr sehr gründlich unter fließendem Wasser gereinigt werden.
3. Wascht euch nach dem Kontakt mit Erde gründlich die Hände und auch alles andere, was mit den Kräutern in Berührung gekommen ist.

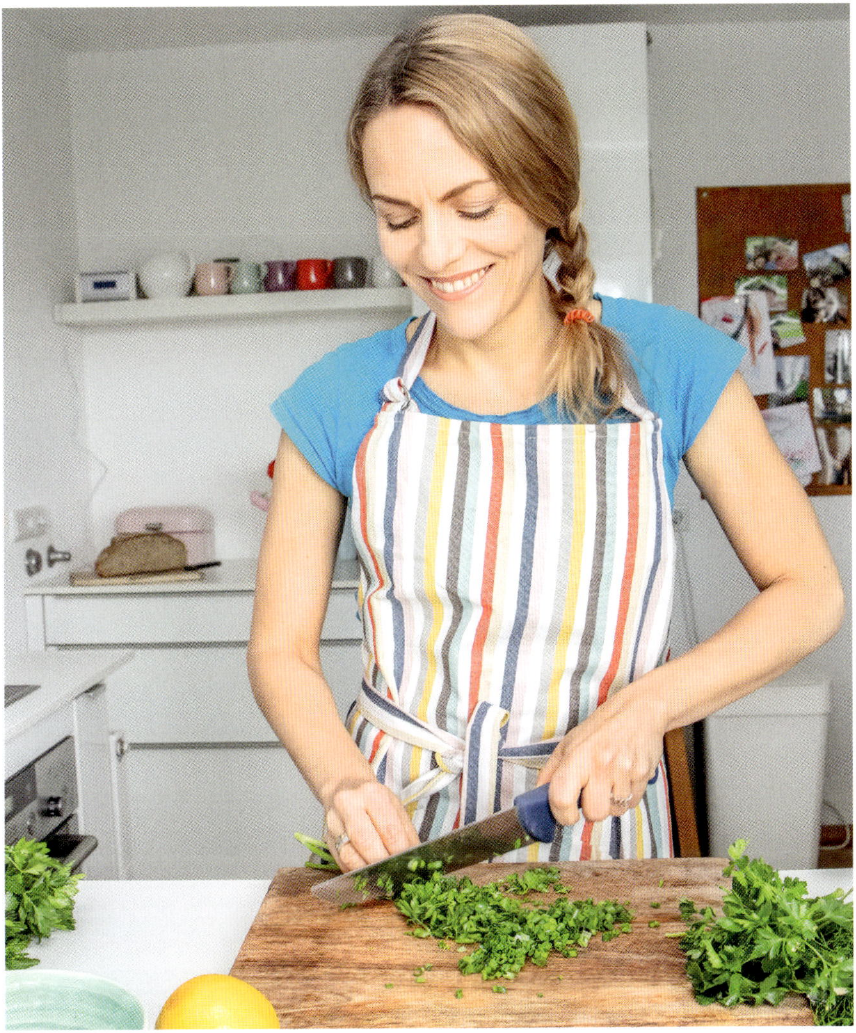

TIPP

Kräutertipp: Wir essen oft „Kräuterhaufen“ zum Frühstück. Die gehen so: Ein paar frische Kräuter werden gewaschen, kleingehackt und mit etwas Zitronensaft, geriebener Bio-Zitronenschale, Olivenöl und Salz vermischt. Diese Mischung wird auf den jeweiligen Brotbelag gestreut – das schmeckt wirklich großartig.

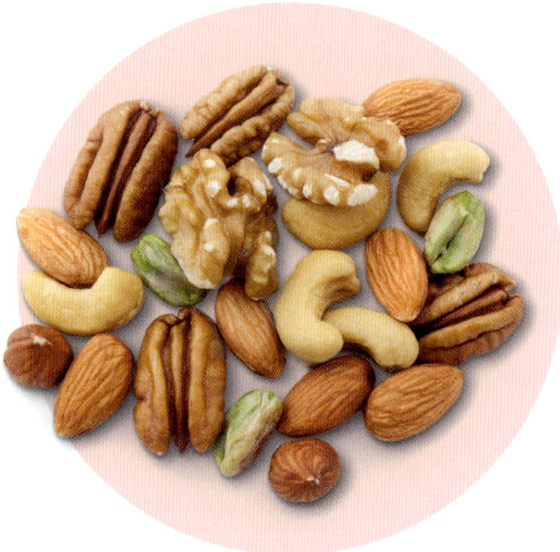

NÜSSE, SAMEN UND KERNE FÜR SCHWANGERE

Nüsse wie Wal- und Haselnüsse, Samen wie Chia- oder Leinsamen und Kerne, z. B. Sonnenblumenkerne und Kürbiskerne, liefern Energie und u. a. ungesättigte Fettsäuren, Eiweiß, zahlreiche Vitamine und Mineralstoffe. Damit sind sie sehr wertvoll für euch. Ihr könnt sie auch ohne Bedenken essen, am besten natürlich ungesalzen bzw. ungesüßt und in Maßen, nicht in Massen – als Faustregel bei Nüssen gilt: eine Handvoll am Tag reicht für eine vollwertige Ernährung völlig aus. Leinsamen und Flohsamen(schalen) wirken zudem gegen Verstopfung, ein Problem, welches Schwangere häufig plagt (dazu mehr Informationen in Teil 4 dieses Buches).

FEINKOST UND ANTIPASTI FÜR SCHWANGERE

Oliven naschen oder auch mal einen schönen Feinkostsalat von der Theke aus dem Supermarkt kaufen – das mögen viele. Aber leider können sich auch hier Listerien einschleichen.

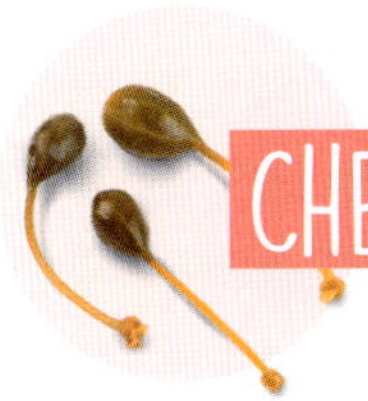

CHECKLISTE: FEINKOST UND ANTIPASTI

UNBEDENKLICH

Antipasti, Oliven und Feinkost(salate) aus Dosen und Gläsern, nicht aus dem Kühlregal, wie

- Gemüse in Öl eingelegt
- Kapern
- Mayonnaise
- Oliven
- Salate
- Salatdressings

Selbstgemachte Antipasti, und Feinkost(salate), wie

- eingelegte Artischocken
- gegrillte Auberginen in Öl
- Kartoffelsalat
- Nudelsalat

sofern sie nach der Zubereitung zügig verzehrt werden

Antipasti, Oliven und Feinkost(salate) aus dem Kühlregal

wenn sie lange vor Ablauf des MHDs gekauft und gegessen und stets kühl gelagert wurden

BEDENKLICH

Antipasti, Oliven und Feinkost(salate) aus offenen Behältnissen im Supermarkt und in Restaurants oder Kantinen, wie

- Eiersalat
- Griechischer Salat
- Fleischsalat
- Krautsalat
- Paprika mit Frischkäsefüllung
- Oliven

Es können z. B. Listerien enthalten sein

Pasteten aus Fleisch, Fisch oder pflanzlichen Lebensmitteln, ausgenommen konservierte und/oder ultrahocherhitzte Produkte

Es können z. B. Listerien enthalten sein

Antipasti, Oliven und Feinkost(salate) mit Zutaten, die Schwangere meiden sollen

Es können z. B. Listerien, Toxoplasmen oder Salmonellen enthalten sein

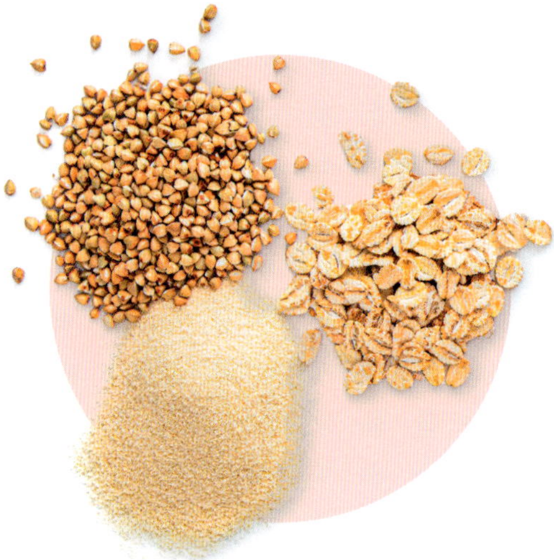

GETREIDEERZEUGNISSE UND BACKWAREN FÜR SCHWANGERE

Zu einer ausgewogenen, vielseitigen Ernährung in der Schwangerschaft gehört natürlich auch Getreide und vieles, was aus Getreide hergestellt wird. Vollkorn ist dabei eindeutig die bessere Wahl, einerseits weil viel mehr wertvolle Inhaltsstoffe wie z. B. Folsäure, Eisen, B-Vitamine und Magnesium enthalten sind als in Weißmehlprodukten, andererseits weil auch Ballaststoffe darin sind, die den Darm bei seiner Tätigkeit unterstützen. Und noch etwas: Der Glykämische Index von Weißmehlprodukten ist höher als bei Vollkornprodukten – für mich auch ein Grund, Weißmehlprodukte seltener zu verzehren.

TIPP

Wer bisher hauptsächlich Weißmehlprodukte gegessen hat, sollte nicht von heute auf morgen nur noch Vollkorn essen, das belastet den Darm und führt zu Beschwerden. Also fangt vorsichtig an, steigert die Menge sukzessive und achtet dabei auf euer Wohlbefinden. Echtes Sauerteigvollkornbrot ist übrigens bekömmlicher als anderes Vollkornbrot, da durch den längeren Backprozess ungünstige Substanzen wie z. B. Lektine abgebaut werden. Vergesst dabei nicht, viel zu trinken.

Getreidearten und Pseudogetreide

Es gibt viele Getreidearten, z. B. Dinkel, Weizen, Grünkern, Roggen, Hafer, Gerste, Hirse, Mais und alte Sorten wie Emmer und Einkorn. Auch glutenfreie Pseudogetreide wie Amaranth, Quinoa und Buchweizen sind in den letzten Jahren zunehmend beliebter geworden und stehen auch bei uns zu Hause immer wieder auf dem Tisch, als Beilage wie Reis oder als „Sattmacher" mit verschiedenen Gemüsen, Oliven und Käse zusammen in einem Topf. Auch Reis gehört zur Kategorie „Getreide" und bietet eine große Sortenvielfalt.

Mein Lieblingsreis ist Basmati-Vollkornreis, aber ich übertreibe den Konsum nicht, da er, wie andere Reissorten auch, Spuren von Arsen enthalten kann. Wenn ich Pasta esse, mache ich mir entweder al dente gekochte Hartweizengrieß-Spaghetti (niedriger Glykämischer Index) oder Dinkel-Vollkornpasta, gelegentlich aber auch mal ganz normale Ravioli oder Tortellini.

Meistens gibt es bei uns Roggenvollkornschrotbrot (aus 100 Prozent Vollkorn) mit Sauerteig aus dem Bio-Laden, das mögen und vertragen wir alle. Wenn wir Weißmehlbrötchen essen, dann in der Regel auch aus dem Bio-Laden, weil die einfach mehr Substanz haben und uns besser schmecken.

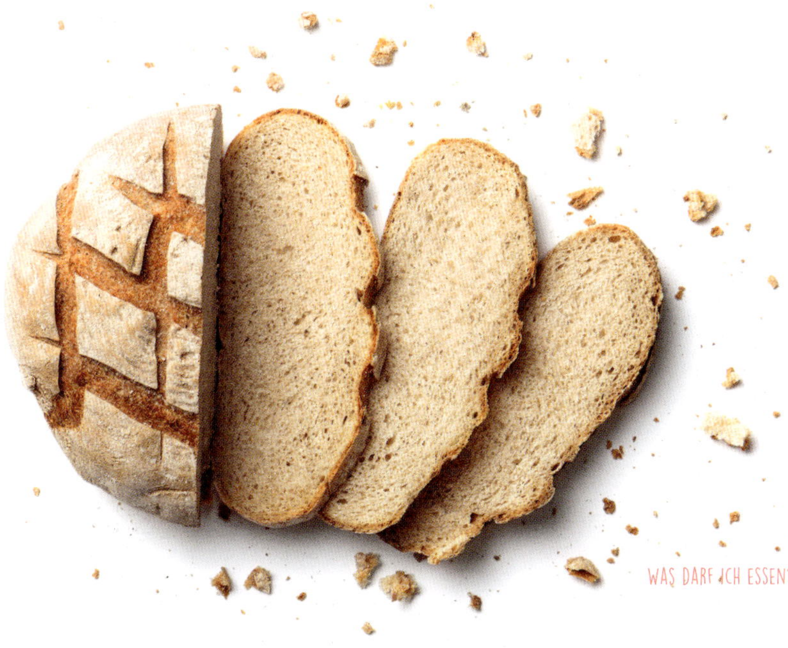

EINKAUFS- UND GASTRO-RATGEBER: GETREIDE UND BACKWAREN

Woran erkenne ich eigentlich echtes Vollkornbrot? Das Brot muss mindestens zu 90 Prozent aus Vollkornmehl bestehen, das ist allerdings bei den wenigsten normalen Broten vom Bäcker oder aus dem Supermarkt der Fall, auch dann nicht, wenn sie dunkel aussehen. Das tun sie, weil sie entsprechend gefärbt wurden. Richtiges Vollkornbrot gibt es z. B. in Bio-Läden und -Supermärkten und auf der Verpackung (sofern vorhanden) muss „Vollkorn" oder „Vollkornmehl" stehen.

Wenn ihr Backwaren kauft, achtet beim Bäcker darauf, nur Kuchen, Torten und Teilchen zu nehmen, die gut durchgebacken wurden (auch die Füllung) und natürlich ohne Alkohol sind. Das gilt auch für Produkte in der Gastronomie.

Euren Snack für den kleinen Hunger zwischendurch macht ihr in der Schwangerschaft lieber selber, denn auf belegten Brötchen und fertig abgepackten, belegten Sandwiches sind bei Stichproben immer wieder mal Keime wie z. B. Listerien gefunden worden.

TIPPS IM UMGANG MIT BROT

Frisches Brot schmeckt immer am besten, aber es bleibt leider nicht lange frisch. Daher machen wir es so, dass wir Teile einfrieren (z. B. schon vorgeschnitten als Scheiben) und dann nach Bedarf in den Toaster stecken. Brot toasten ist auch dann eine gute Idee, wenn die Frische schon etwas nachgelassen hat. Lagert Brot idealerweise in einem Holzbehälter oder Tontopf, damit es nicht zu schnell austrocknet, aber auch nicht so feucht wird, dass sich Schimmel bilden kann.

Wenn es dennoch schimmelt, bitte umgehend entsorgen, der Schimmel ist dann auch schon an Stellen vorgedrungen, die wir nicht sehen können. Und Schimmel gehört zu den Dingen, die überhaupt nicht gesund sind.

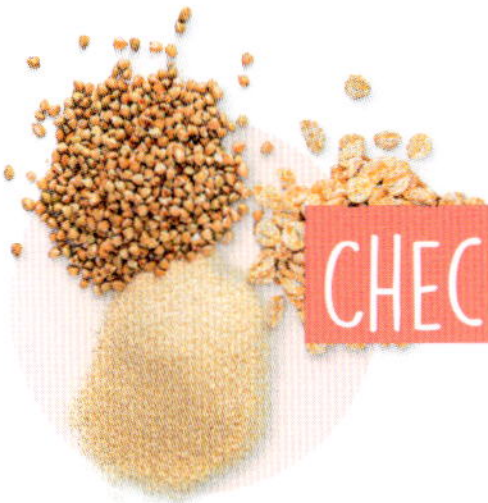

CHECKLISTE: GETREIDE UND BACKWAREN

UNBEDENKLICH

Getreideerzeugnisse, wie

- Brot, Brötchen etc.
- gekochtes Getreide
- Getreideflocken (ungesüßt)
- Kekse
- Müsli
- Nudeln
- Plätzchen
- Pseudogetreide
- Rührkuchen

Kuchen und Backwaren mit Creme oder Pudding oder rohen Früchten

wenn sie sicher frisch hergestellt und ausreichend gekühlt wurden

Tiefkühlbackwaren

wenn sie im Kühlschrank aufgetaut, bei 4–6 °C gelagert und maximal nach zwei Tagen aufgegessen werden

Je nach Produkt ist viel Zucker enthalten

BEDENKLICH

Kuchen und andere Backwaren aus Verkaufstheken, die nicht durchgebacken wurden oder deren Füllung nicht durchgebacken wurde

vorgefertigte Sandwiches und belegte Brötchen, abgepackt oder von der Theke

Es können sich z. B. Listerien darin befinden

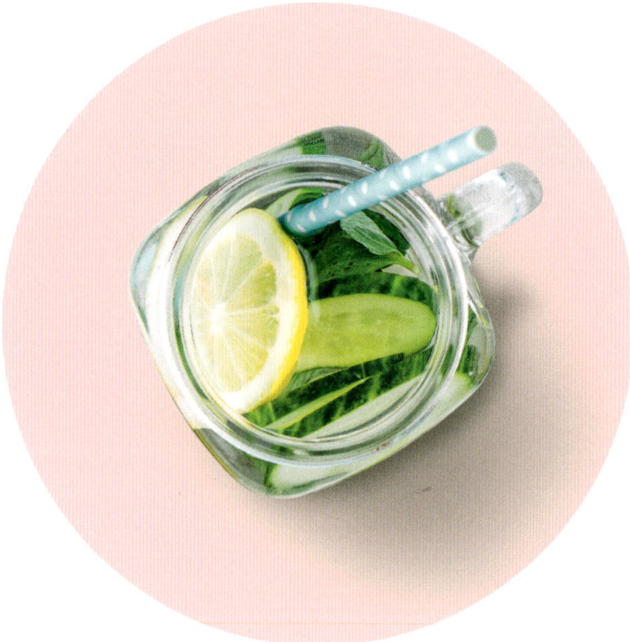

GETRÄNKE FÜR SCHWANGERE

„Viel Trinken" ist ein Rat, der natürlich auch Schwangeren gegeben wird, denn genug Flüssigkeit ist für den Menschen absolut lebensnotwendig. So werden die täglichen Verluste, die z. B. durch Verdauung und Schwitzen entstehen, ausgeglichen und unsere Stoffwechselvorgänge aufrechterhalten.

Experten empfehlen eine Trinkmenge ab 1,5 Liter und sie meinen damit überwiegend kalorienfreie Getränke, nicht Säfte und Softdrinks. Ich habe in den Schwangerschaften ein bisschen mehr als zwei Liter am Tag getrunken – in der Regel Wasser, Wasser mit Zitronensaft, leichten Ingwertee und meinen Frühstückskaffee oder Grünen Tee am Morgen, je nach Lust und Laune. Und manchmal Kokoswasser, das finde ich sehr erfrischend, besonders im Sommer, wenn es heiß ist. Alkoholfreies Bier, und zwar die Variante mit null Prozent Alkohol habe ich auch gerne gewählt.

LEITUNGSWASSER: JA ODER NEIN?

Ich habe in den Schwangerschaften kaum Leitungswasser getrunken, da ich immer mal wieder gehört und gelesen habe, dass es eben doch minimale Rückstände von z. B. Hormonen und Medikamenten sowie Nitrat aus dem Grundwasser gibt, die herauszufiltern Kläranlagen noch nicht in der Lage sind. Mir ist dadurch die Lust auf Leitungswasser vergangen und es hat mir auch einfach nicht mehr geschmeckt – vielleicht ein Zeichen meines Körpers? Ich habe es also weder für mich noch für die kleinen Babys verwendet und nutze es bis heute eher sparsam. Generell gilt Leitungswasser aber überall in Deutschland als sicher und trinkbar und zudem als umweltfreundlicher als Flaschenwasser. Generell solltet ihr das Wasser vor der Entnahme etwas laufen lassen, damit es nicht abgestanden ist.

Offizielle Stellen, wie z. B. das Bundeszentrum für Ernährung, sagen auch, dass Leitungswasser für Schwangere unbedenklich sei, außer, wenn im Haus Bleirohre verlegt sind, was in älteren Häusern noch der Fall sein kann.

Wer sicher gehen will, dass mit dem hauseigenen Leitungswasser wirklich alles in Ordnung ist, kann beim örtlichen Gesundheitsamt Kontaktdaten von Trinkwasserlaboren in der Nähe bekommen und eine Wasserprobe einsenden. Werden tatsächlich Schadstoffe gefunden, sollte man die Leitungen auswechseln lassen oder dem Vermieter Bescheid geben. Ihr könnt auch selber einen Leitungswassertest machen, Tipps dazu findet ihr im Internet.

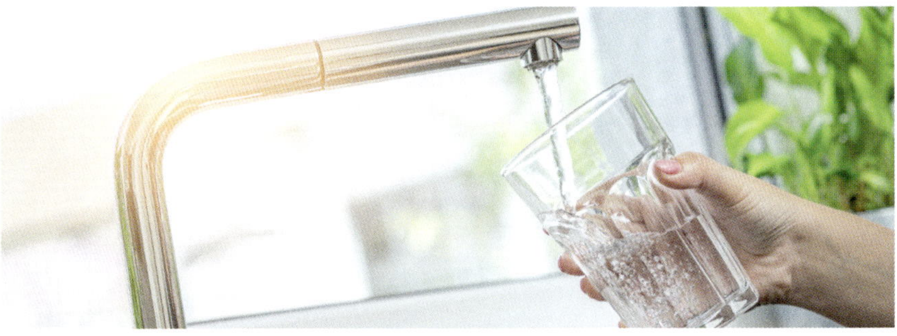

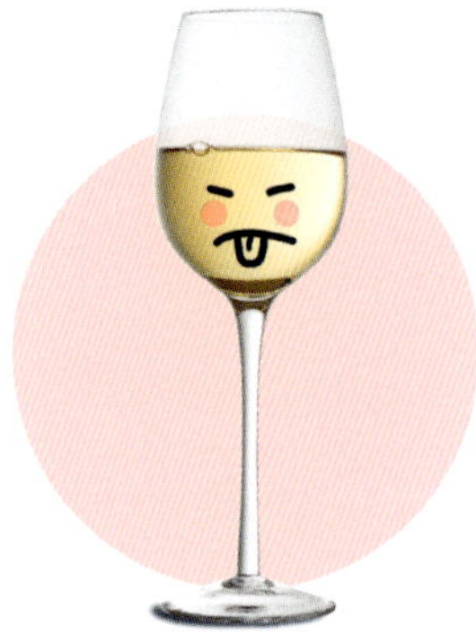

ALKOHOL TRINKEN IN DER SCHWANGERSCHAFT

Hier ist die Lage sehr viel eindeutiger als bei der „Leitungswasser-ja-oder-nein"-Frage. Alkohol ist absolut schädlich und ungesund für euer Baby. Er kann zu Fehlbildungen und Wachstumsverzögerungen führen, Nerven und Gewebe schädigen sowie die Entwicklung des Gehirns stören. Es gibt keine Mengen, die als sicher oder risikolos eingestuft werden!

ALKOHOL IM ESSEN

Die Frage, ob Alkohol beim Kochen restlos verdampft, lässt sich nicht so einfach beantworten. Das hängt von verschiedenen Faktoren ab, z. B. von der Alkoholart – Bier, Wein oder Hochprozentiges –, von der Menge, die hinzugefügt wird und dem Zeitpunkt, wann er ins Essen kommt und wie lange er mitgart. Wahrscheinlich ist nicht mehr viel Restalkohol vorhanden, wenn ein bisschen Wein lange in der Sauce gekocht wurde und Spuren von Alkohol sind ja in vielen Speisen und Getränken enthalten (z. B. in Apfelsaft), aber wer ganz sicher gehen möchte, sollte für die Dauer der Schwangerschaft lieber alkoholfreies Essen genießen und die Sauce ohne Wein kochen. Lest euch beim Kauf von Lebensmitteln also bitte immer die Zutatenlisten durch oder fragt bei unverpackter Ware an der Theke nach, etwas Alkohol ist öfter in Speisen aller Art enthalten, als wir denken – z. B. in Desserts, Konfekt und Süßigkeiten, Kuchen und Backwaren, aber auch in Fertiggerichten.

KOFFEIN IN DER SCHWANGERSCHAFT

Laut der Europäischen Lebensmittelbhörde (EFSA) gilt eine Koffeindosis von 200 mg/Tag als sicher, moderater Genuss von Kaffee ist also völlig in Ordnung. Zum Glück, denn ohne meinen geliebten Frühstücks-Latte macchiato läuft der Start in den Tag irgendwie nicht richtig.

Durchschnittlicher Koffeingehalt ausgewählter Getränke
(aus Koletzko et al. 2018)

Getränk	Durchschnittlicher Koffeingehalt
Filterkaffee (200 ml)	ca. 90 mg
Espresso (60 ml)	ca. 80 mg
Tee, schwarz (200 ml)	ca. 45 mg
Tee, grün (200 ml)	ca. 30 mg
Cola-Getränk (250 ml)	ca. 25 mg
Energy-Drink (250 ml)	ca. 80 mg
Kakao-Getränk (200 ml)	8–35 mg

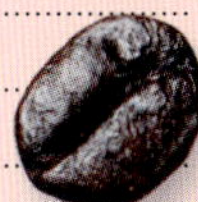

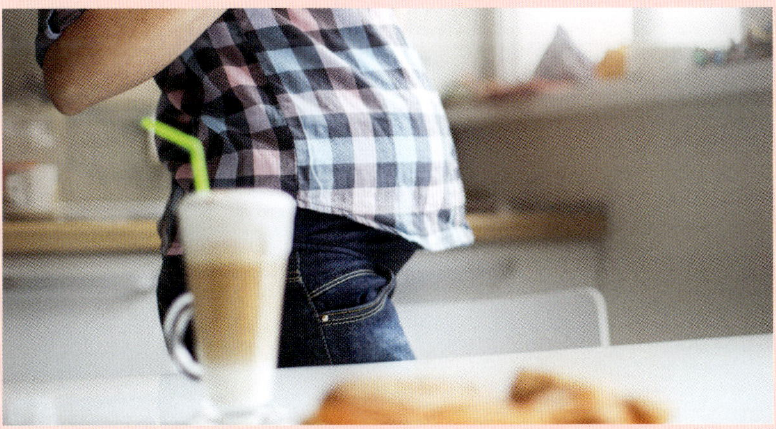

EINKAUFS-RATGEBER: GETRÄNKE

Wer in der Schwangerschaft den Zuckerkonsum einschränken möchte (was nicht nur ich empfehlen würde), sollte einen besonders genauen Blick auf die Getränkewahl werfen. Alle Getränke mit Obst – also Saft mit 100 Prozent Fruchtanteil genauso wie Fruchtsaftgetränke, Nektare oder Schorlen – enthalten Zucker, von Natur aus oder zugesetzt. Daher empfehle ich, wenig Säfte usw. zu trinken und habe dies in der Schwangerschaft auch selten getan, meistens nur mal im Restaurant oder so. Es ist auch hilfreich zu wissen, wie viel Frucht in welchem Getränk steckt – was natürlich je nach Getränkeart variiert. Hier eine kleine Grafik zu eurer Orientierung:

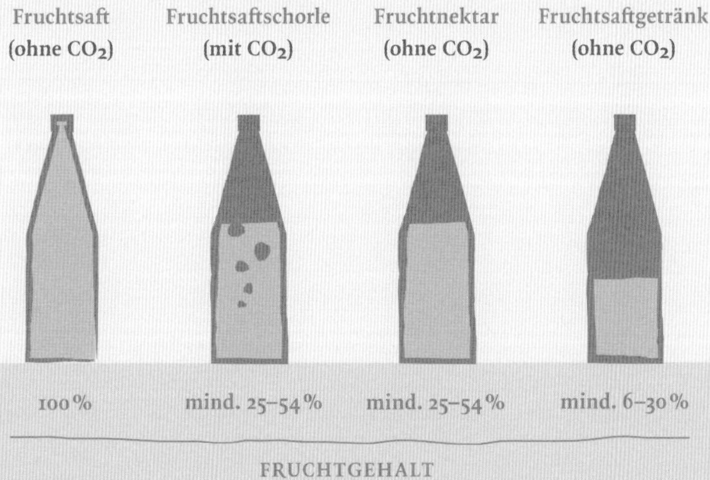

Limonaden sind nochmal eine ganz andere Nummer, was Zucker betrifft. Der Zuckergehalt beträgt in der Regel mindestens sieben Prozent, ohne Begrenzung nach oben. Limos können also wirklich viel Zucker enthalten, auch wenn man das oft gar nicht so schmeckt, weil eben auch Säure mit dabei ist. In Limonaden sind auch nicht unbedingt natürliche Fruchtbestandteile drin. Auch andere Softdrinks wie z. B. Eistee, Sportgetränke, Cola, Energy-Drinks usw. sind sehr zucker- oder zuckerersatzhaltig (z. B. Coca-Cola Light und Zero) – alles nicht wirklich gesund. Ich trinke solche Getränke so gut wie nie, sie schmecken mir einfach zu süß und es ist zu viel Mist wie Aromen, Farbstoffe, Konservierungsmittel usw. drin – ich ziehe eindeutig Wasser vor, z. B. leicht aromatisiert mit Zitrone, Kräutern, Früchten und hin und wieder eine leckere Rhabarber-, Johannisbeer- oder Maracujaschorle als kleines Genussextra.

GASTRO-RATGEBER: GETRÄNKE

Im Restaurant könnt ihr einfach nachfragen, ob z. B. Alkohol in Speisen oder Getränken und Desserts enthalten ist. Frischgepresste Säfte und Smoothies in Restaurants oder von Ständen sind nicht empfehlenswert, weil sie mit Keinem wie Listerien verunreinigt sein können.

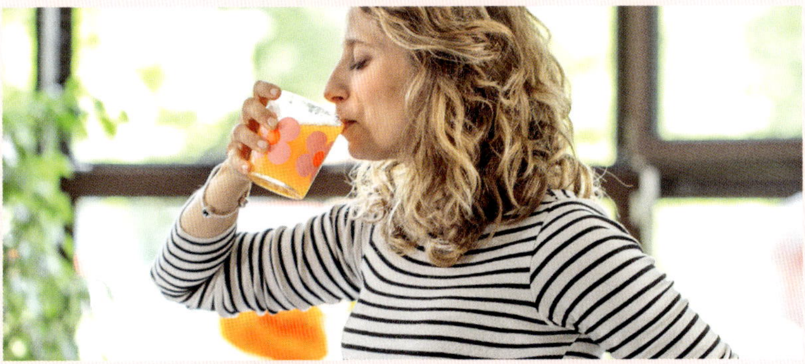

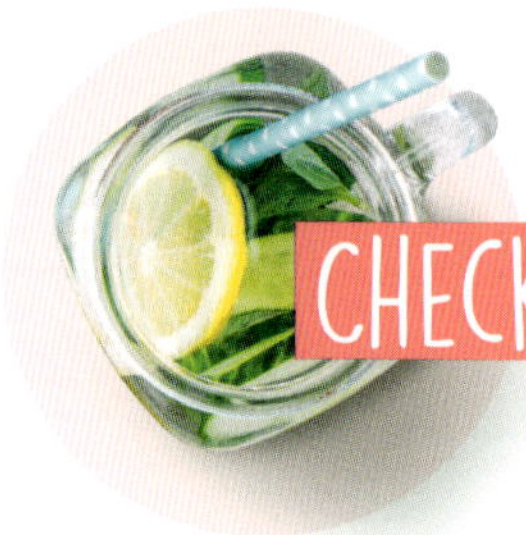

CHECKLISTE: GETRÄNKE

UNBEDENKLICH

Ungesüßte Früchtetees

Wasser, z. B.

- Leitungswasser in Deutschland (wenn keine Bleileitungen vorhanden sind)
- Mineralwasser mit und ohne Kohlensäure
- Tafelwasser usw.

Nektar, *wie*

- Maracuja
- Rhabarber
- Banane

Je nach Produkt ist viel Zucker enthalten

Smoothies

wenn sie selber gemacht und frisch verzehrt oder industriell gefertigt werden

Vorsicht bei Smoothies von Saftständen usw., sie können Listerien enthalten

Erfrischungsgetränke, *wie*

- Schorlen
- Limonaden
- Brausen

Je nach Produkt ist viel Zucker enthalten und ggf. andere Inhaltsstoffe wie Aromen, Farbstoffe, Konservierungsmittel

Koffeinhaltige Getränke, *wie*

- Kaffee
- Schwarzer Tee
- Grüner Tee
- Coca-Cola

mit Mengeneinschränkung

Schwangere sollten koffeinhaltige Getränke nur in moderaten Mengen trinken, weil zu viel Koffein z. B. zu fetalen Wachstumsverzögerungen führen kann.
In Coca-Cola ist zudem viel Zucker enthalten

Gemüsesäfte

Fruchtsäfte (auch Direktsaft), *wie*

- Apfelsaft
- Orangensaft

Je nach Produkt ist viel Zucker enthalten

frisch gepresste Säfte

wenn ihr sie selber frisch gepresst habt

„Frisch“ gepresste Säfte in der Gastronomie können Listerien enthalten

Ungesüßte Kräutertees

mit Mengeneinschränkung

Einige Kräuter und Gewürze können in größeren Mengen unerwünschte Wirkungen auslösen

UMSTRITTEN

Alkoholfreie Getränke, *wie* z. B. alkoholfreies Bier oder Malzbier (die aber immer noch bis zu 0,5 % Alkohol enthalten können)	*Hin und wieder mal ein Glas ist wohl o. k., besser wäre jedoch ein Bier mit null Prozent Alkoholgehalt*

BEDENKLICH

Chininhaltige Getränke, *wie*

- Bitter Lemon
- Tonic Water

Das Bundesamt für Risikobewertung empfiehlt Schwangeren, vorsorglich auf Getränke mit Chinin zu verzichten

Energy Drinks

Aufgrund des erhöhten Koffeingehalts und weiteren Inhaltstoffen, deren Wechselwirkungen nicht vollständig geklärt sind (z. B. Taurin, Inosit), sollten Schwangere auf Energy-Drinks verzichten

Alkoholische Getränke, *wie*

- Champagner
- Bier
- Likör
- Schnaps
- Sekt
- Wein

Alkohol kann das Ungeborene schwer schädigen

***Aloe vera* (als Extrakt)**

Die „offizielle" Empfehlung, auf die auch Ärzte zurückgreifen, lautet: „Auf die orale Anwendung von Aloe-Extrakten sollte in der Schwangerschaft verzichtet werden, die lokale Anwendung von Aloe vera-Gel erscheint unproblematisch." Grund: kann auf Uterus und Darm stimulierend wirken

KOCHEN MIT BABYCLUB.DE

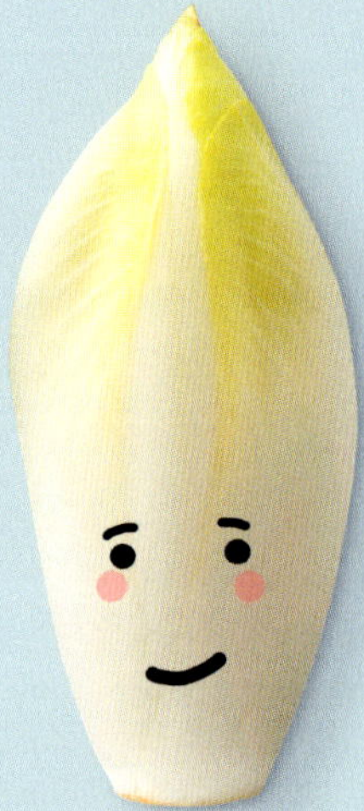

KOCHTIPPS FÜR NÄHRSTOFFREICHES ESSEN

Neben meinen persönlichen Koch- und Würz-Tipps aus der heimischen Küche befinden sich in diesem Teil des Buches auch Rezepte für Schwangere. Zu jedem Gericht erfahrt ihr, welche Vitamine und Mineralstoffe es enthält und warum diese für Mutter und Kind so wichtig sind. Die Speisen sind lecker und einfach zum Nachkochen.

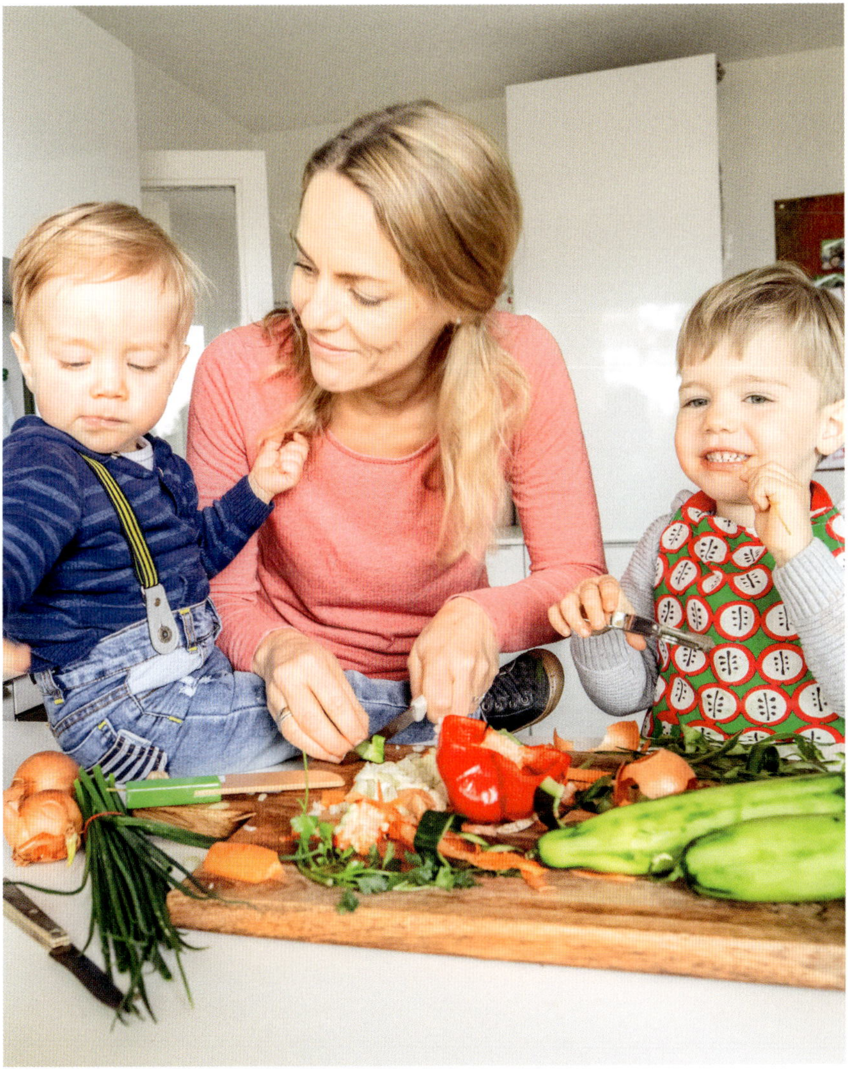

CHECKLISTE:
12 TOP-TIPPS ZUR AUSGEWOGENEN, GESUNDEN ERNÄHRUNG

1. Nährstoffkompass: Hört auf euren Körper – oft zeigen spezielle Gelüste, was der gerade braucht. Außer, er schreit immerzu nach Chips und Süßem – dann benötigt er wohl einfach energiereiche Kost und die kann man auch in gesünderer Form zu sich nehmen.

2. Fette Beute: Gemüse immer mit etwas Fett zubereiten, z. B. Salat und Rohkost mit Dressing, gedünstetes Gemüse mit Butter oder Olivenöl anrichten. Das erleichtert es eurem Körper, die Nährstoffe zu verwerten.

3. Apropos Fett: Auch Fette und Öle an sich enthalten wertvolle Inhaltsstoffe, z. B. Rapsöl, Olivenöl, Walnussöl, Leinöl sowie Butter.

4. Fettarm ist out: Fettarme Produkte sind keinesfalls gesünder, machen nicht schlanker und wurden meist stark industriell verarbeitet. Auch die DGE hat das endlich berücksichtigt und empfiehlt fettarme Produkte in ihren neuen Ernährungs-Regeln nicht mehr.

5. Bunt essen: Gelbe Bananen, grüner Brokkoli, rote Tomaten – wenn ihr täglich farbenfroh esst, gelangt genug Gemüse und Obst in euren Körper und sorgen so auch für eine hohe Nährstoffdichte.

6. Fünf am Tag: In der Schwangerschaft sind kleine Mahlzeiten besser als große Portionen. Dadurch werden Heißhungerattacken vermieden, die Verdauung entlastet und das Völlegefühl, welches viele Schwangere plagt, gemildert.

7. Mindestens eine am Tag: Esst mindestens einmal am Tag warm, denn Kartoffeln, Hülsenfrüchte, Fleisch und viele andere wertvolle Nahrungsmittel sind nur gegart genießbar.

8. Satt und fit mit Ballaststoffen: in Form von Müsli, Vollkornprodukten, Hülsenfrüchten, viel Gemüse und etwas Obst. Sie bringen den Darm in Schwung und liefern wichtige B-Vitamine und Eisen.

9. Futter für den Darm: Präbiotika – unverdauliche Ballaststoffe – werden von manchen der „guten" Bakterien im Dickdarm heiß geliebt. Sie vermehren sich prächtig, wenn sie genug davon bekommen. Präbiotika sind u.a. in Chicorée, Topinambur, Zwiebeln, Knoblauch, Schwarzwurzeln, Artischocken und unreifen Bananen enthalten. Auch abgekühlte Kartoffeln, Reis und Haferbrei werden von gesunden Darmbewohnern sehr geschätzt.

10. Eiweiß schlau kombinieren: Täglich Getreide und Milchprodukte, zwei- bis dreimal pro Woche Fleisch – das liefert ausreichend Eiweiß. Durch die Kombination von pflanzlichem und tierischem Eiweiß lässt sich die Wertigkeit von Eiweiß erhöhen. Beispiele: Pellkartoffeln mit Quark oder Ei, Müsli mit Milch, Milchreis, Vollkornbrot mit Quark oder Käse, Steak mit Gemüse.

11. Fisch auf den Tisch: Ein- bis zweimal pro Woche gegessen, versorgen uns besonders fette Seefische wie z.B. Lachs, Hering und Aal mit Jod, Eiweiß und Fettsäuren wie Omega-3. Wer Bedenken hat, über Fische zu viele Schwermetalle aufzunehmen, kann für die Versorgung von Omega-3-Fettsäuren auf Kapseln mit Algenöl ausweichen. So habe auch ich es gemacht.

12. Trinken, Trinken, Trinken: pro Tag zwei bis drei Liter Wasser, Tees und in Maßen Saftschorlen.

MEINE 4 TOP-TIPPS, WIE „AUSGEWOGEN UND GESUND" AUCH WIRKLICH SCHMECKT

1. ICH LIEBE ES WÜRZIG

Gut würzen ist die halbe Miete. Essen kann noch so gesund und nährstoffreich sein – fad esse ich es einfach nicht gerne, geschweige denn häufig. Also achte ich darauf, alles immer gut zu würzen. Dazu nutze ich klassisch Kräuter und Gewürze, aber auch Würzzutaten, die durch ihren kräftigen Geschmack wie Kräuter und Gewürze eingesetzt werden können. Neben Salz und Pfeffer hier ein paar Beispiele für beide Kategorien:

Kräuter und Gewürze (frisch, getrocknet, tiefgefroren)	Würzzutaten
Ingwer, Chilli, Knoblauch, Zwiebeln,Zitronen (Saft und Schale), Rosmarin, Thymian, Oregano, Paprikapulver, Muskatnuss, Petersilie, Schnittlauch, Majoran, Liebstöckel, Koriander usw.	Essiggurken, Oliven, Speck (gut durchgegart), Salami oder andere würzige Rohwurst (gut durchgegart), kräftiger Käse wie Parmesan oder Gruyère, Senf, Essig usw.

Ich kann also ein Gericht sowohl mit Kräutern und Gewürzen als auch mit Würzzutaten schmackhaft zubereiten, hier ein paar Beispiele:

Speck, Kräuter, Knoblauch

Ich nehme frische Buschbohnen und dünste sie zunächst (das funktioniert am besten mit einem Dämpfeinsatz), bis sie gar, aber nicht zu weich sind. Dann brate ich sie kurz in Olivenöl an, zusammen mit Thymian oder Rosmarin, etwas Bohnenkraut wenn vorhanden, Knoblauch, Salz, Pfeffer, mische noch ein paar gebratene Speckwürfelchen darunter und fertig ist eine leckere Bohnenpfanne, die ich dann als Hauptgang (viel Gemüse ist ja bekanntlich sehr gesund) oder als Beilage verspeisen kann.

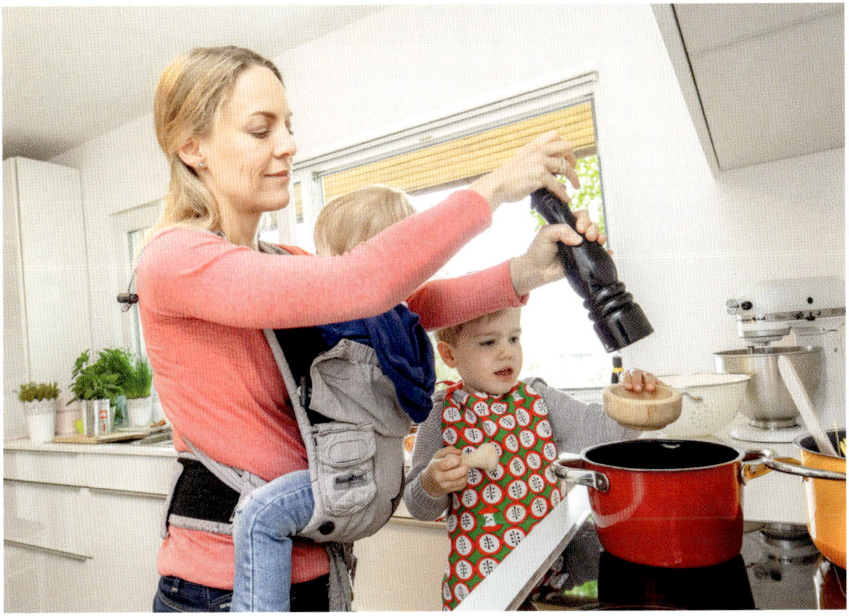

Essig und Senf

Essig kann in einigen Gerichten eine entscheidende Geschmacksnote geben, ohne dass er zu dominant wird. Darum nehme ich auch nur ganz wenig und schmecke vorsichtig ab. Weißer oder dunkler Balsamico oder auch Weinessig passt z. B. in Linseneintopf und in Kürbissuppe – also in Gerichte, die eher süßlich sind. Ein Linseneintopf findet es übrigens auch gut, wenn etwas Senf hineingemischt wird.

Oliven und Essiggurken

In mediterranen Gerichten, wie z. B. Ratatouille (Gemüse aus Paprika, Zucchini, Auberginen und Tomaten), schmeckt es großartig, wenn eine Handvoll Oliven (einfache grüne Oliven aus dem Glas in Salzlake) mit hineingegeben wird und auch die Salzlake der Oliven kann man zum Würzen nutzen. So bekommt das Essen eine zarte, köstliche Olivennote.

Probiert ein bisschen herum, welche Kombinationen euch schmecken – es gibt eigentlich kein „das passt doch nicht zusammen" – alles ist (wie so oft) Geschmackssache.

2. ICH STEH AUF FETT

Ich mag fettarmes Essen nicht. Die Speisen müssen nicht in Öl schwimmen, aber mir die Butter auf dem Brot zu verbieten oder fettarmen Kräuterquark zu wählen, würde mir nie in den Sinn kommen. Auch gegartes Gemüse, Salate usw. schmecken einfach besser, wenn etwas Fett daran ist. Und es gibt ja auch noch die fettlöslichen Vitamine (A, D, E, K), die sich ohne Fett erst gar nicht dazu herablassen, in unserem Organismus Gutes zu tun.

3. ICH MAG ES FRISCH UND KNACKIG

Achtet auf die Garzeiten und darauf, dass die Lebensmittel nicht zu matschig/verkocht werden. Wenn ihr z. B. Paprika und Zucchini zusammen zubereiten wollt, kommt Paprika zuerst in den Topf und erst später die Zucchini, da diese viel schneller weich gekocht ist. Ich persönlich schätze Gemüse als Rohkost (mit leckeren Dressings und Dips) am meisten ...

4. ICH BIN NICHT MONOGAM

Mal braten, mal kochen, mal dünsten, mal im Ofen grillen, mal backen, mal roh oder roh mariniert – ich mag es abwechslungsreich. Es gibt so viele Arten, Essen schnell zuzubereiten. Ein Beispiel: Es ist einfach langweilig, wenn ich z. B. Chicorée immer nur als Salat esse. Er schmeckt auch gebraten in Olivenöl mit Salz und Pfeffer und etwas Käse darauf, gedünstet mit zerlassener Butter, in Öl und Kräutern mariniert.

SPEISEN NATÜRLICH SÜẞEN

Ich süße oft mit Obst statt mit Zucker, so z. B. mit Bananen oder getrockneten Früchten – Aprikosen haben ein tolles Aroma und auch Datteln süßen sehr gut. Aber es darf auch mal Honig sein und sogar normaler Zucker, wenn es nicht anders geht. Auch Ahornsirup oder Agavendicksaft eignen sich. Wie so oft gilt: Die Menge macht das Gift.

WELCHE FETTE BEIM BRATEN?

In der heimischen Küche werden Fette und Öle in der Regel auf 150–200 °C erhitzt. Bei diesen Temperaturen verändern sie sich noch nicht zu Ungunsten unserer Gesundheit, mit kaltgepresstem, nativem Olivenöl könnt ihr also ohne Bedenken sanft dünsten. Zum Braten kauft ihr euch lieber ein spezielles Bio-Bratöl oder verwendet Butterschmalz bzw. Ghee. Diese haben zwar keine wertvollen Inhaltsstoffe mehr, aber sie schaden auch nicht. Denn werden Öle so hoch erhitzt, dass sie rauchen, können gesundheitsschädigende Stoffe entstehen. Rauchende Fette daher bitte immer entsorgen!

VITAMINE SIND ZART BESAITET

Viele Vitamine sind empfindlich und werden durch äußere Einflüsse wie Licht, Lagerung, Hitze beim Braten oder Kochen, Sauerstoff aus der Luft etc. zerstört. Je frischer (und roher) also ein Lebensmittel ist, desto mehr Vitamine enthält es noch, das gilt auch für Tiefkühl-Obst und -Gemüse. Achtet beim Kochen also auf eine schonenden Zubereitung (z. B. sanftes Dämpfen), bei der Lagerung darauf, dass es dunkel und kühl ist und das Essen nicht zu lange herumliegt. Viele Gemüse- und Obstsorten könnt ihr auch wunderbar roh oder halbroh verzehren – dann ist ganz sicher noch einiges an Vitaminen enthalten. Und es gibt auch Vitamine, die sich sogar vom scharfen Anbraten nicht in die Flucht schlagen lassen (z. B. Vitamin A, D, E, B2, B3). Vitamin B12 hingegen ist sehr wärmeempfindlich und auch Folsäure scheut Licht und Hitze. Mineralien hingegen halten sich gut in Lebensmitteln, auch bei der Lagerung und Zubereitung. Lediglich überlanges Kochen kann dafür sorgen, dass sie im Kochwasser landen. Und das könntet ihr ja weiter verwenden.

Achtung: Einseitige Ernährungsgewohnheiten, gewisse Nahrungs- oder Arzneimittelzusätze sowie Koffein, Alkohol und manche Arzneimittel sind wahre Vitaminräuber.

FETT- ODER WASSERLÖSLICH?

Vitamine werden eingeteilt in fettlösliche Vitamine (Vitamin A, D, E und K) und wasserlösliche Vitamine (B1, B2, B6, B12, Niacin, Folsäure, Pantothensäure, Biotin und Vitamin C). Fettlöslich heißt, dass der Körper die Vitamine nur zusammen mit Fett aufnehmen kann, da sie nur so aus dem Lebensmittel gelöst werden. Fettlösliche Vitamine speichert der Körper, dabei kann es bei einer Überdosis (zum Beispiel durch zu hochdosierte Vitaminpräparate) zu Vergiftungserscheinungen kommen. Überschüsse wasserlöslicher Vitamine hingegen scheidet man überwiegend mit dem Urin aus, sodass eine zu hohe Zufuhr selten körperliche Beschwerden nach sich zieht.

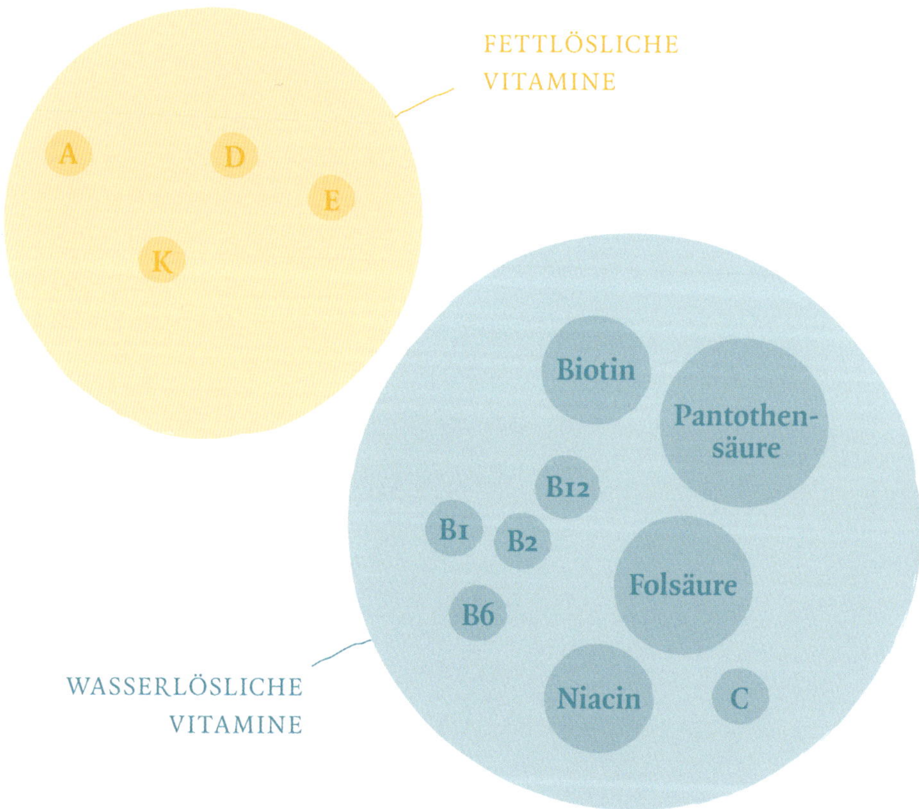

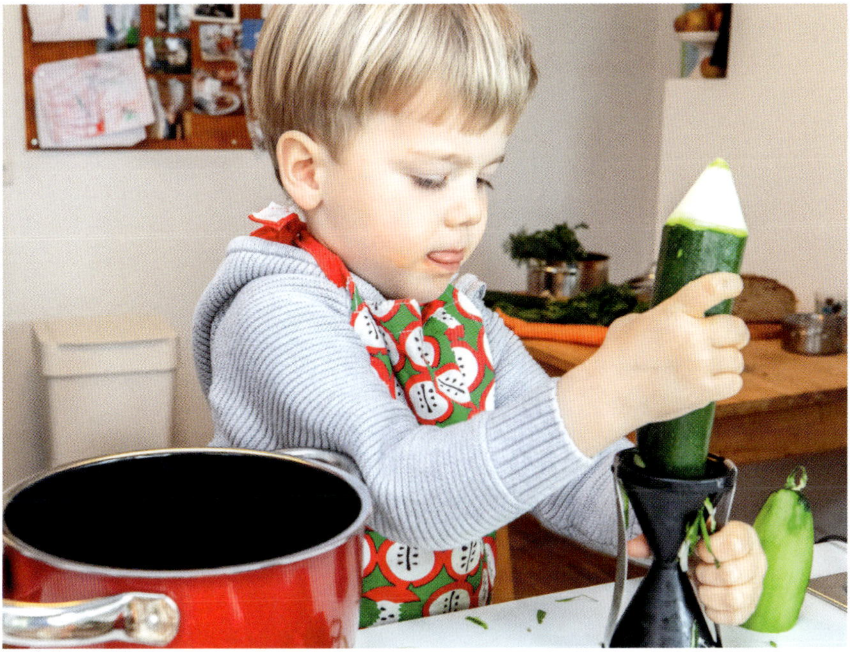

ZAUBERWORT BIO-VERFÜGBARKEIT

Schon mal davon gehört? Vereinfacht erklärt, bedeutet eine hohe Bio-Verfügbarkeit, dass über die Nahrung möglichst viel von einem oder mehreren Mikronährstoffen in den Organismus gelangt. Es gibt Möglichkeiten, die Bio-Verfügbarkeit eines Stoffes zu steigern: Beispielsweise nimmt der Körper Eisen besser auf, wenn zur gleichen Mahlzeit etwas Vitamin-C-haltiges gegessen oder getrunken wird. Es gibt aber auch Nährstoffe, die sich gegenseitig behindern. Auch hierzu ein Beispiel: Kalzium z. B. aus Milchprodukten, Tannine z. B. in Schwarzem Tee und Kaffee oder Oxalsäure z. B. in Roter Bete, Spinat, Rhabarber und Kakao hemmen die Eisenaufnahme, wenn sie zusammen mit einem eisenhaltigen Produkt gegessen werden. Manche eisenhaltigen Lebensmittel enthalten diese hemmenden Stoffe sogar selber (z. B. Spinat). Bei diesen Lebensmitteln ist es besonders wichtig, gleichzeitig Vitamin C zu verzehren.

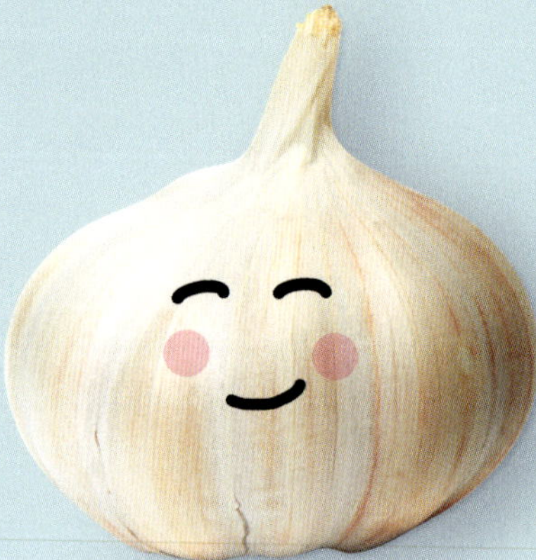

DIE REZEPTE

Speziell für Schwangere haben meine Kolleginnen Julia (die zu dem Zeitpunkt selbst schwanger war) und Dominika gesunde, leckere Rezepte zusammengestellt. Das Besondere daran: Ihr erfahrt, welche Vitamine und Mineralstoffe ein Gericht enthält und warum diese für werdende Mütter und das Ungeborene so wichtig sind. Die Gerichte sind lecker und einfach zum Nachkochen, eine Video-Anleitung findet ihr auf

www.babyclub.de/rezepte-fuer-schwangere

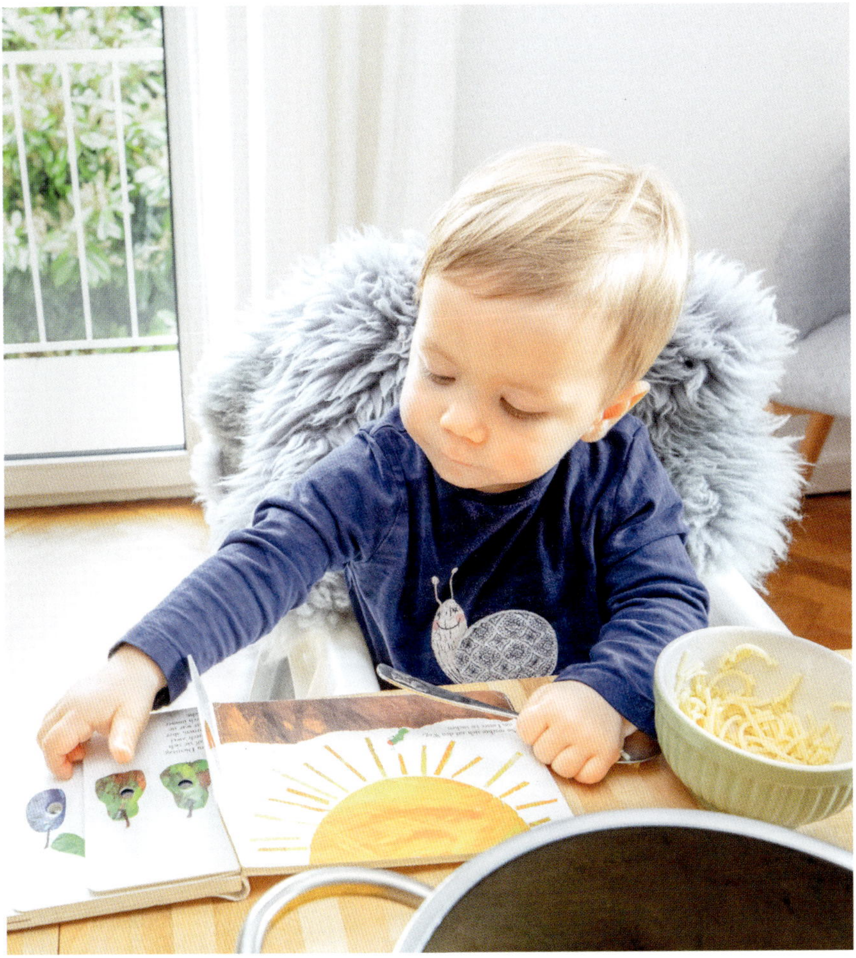

Rezeptübersicht

Salate		Nährstoffe
Fruchtiger Feldsalat mit Hähnchenbrust	C, Folsäure	Eisen
Rote-Bete-Salat mit Knoblauchbrötchen	B, Folsäure	Eisen, Magnesium, Zink
Erfrischender Couscous mit Kichererbsen	C, Folsäure	Eisen, Eiweiß, Zink
Crunchy Melonensalat	C	Kalzium, Magnesium

Eintöpfe und Suppen		Nährstoffe
Superfood Selbstgemachte Brühe	untersch.	untersch.
Kartoffel-Ingwer-Eintopf	A, B	Eisen
Kürbissuppe mit roten Linsen	A	Zink
Klassische Gulaschsuppe	B, C	Eisen
Süßkartoffelsuppe mit gerösteten Mandeln	Folsäure	Kalzium, Magnesium
Cremige Pastinakensuppe	B, Folsäure	Magnesium
Kalte Gurkensuppe mit Radieschen	B, C	Kalzium

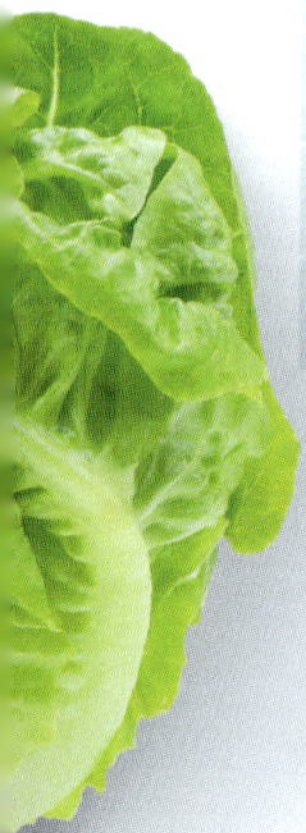

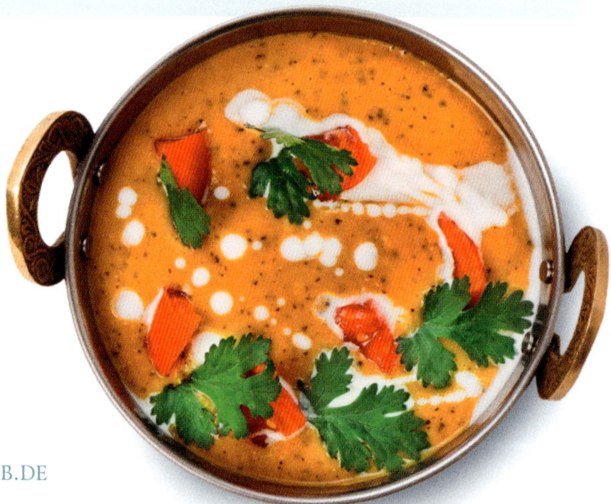

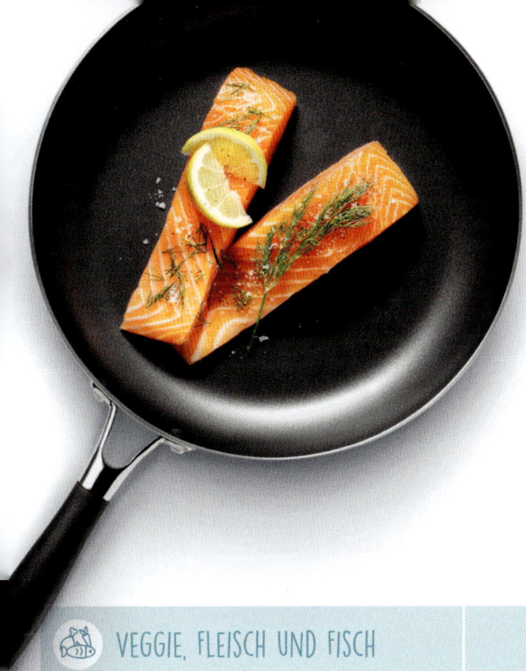

VEGGIE, FLEISCH UND FISCH	♡	NÄHRSTOFFE
Spargelquiche	B, Folsäure	Eisen, Zink
Gemüsehirse	A, B, C, Folsäure	Eisen, Magnesium, Zink
Lachs-Gemüse in Kokosmilch mit Reis	A, C	Eisen, Eiweiß, Magnesium
Kabeljau mit Dinkel, Gemüse und Safran	B	Jod, Zink
Gebratener Fisch mit Kokos-Gemüse-Püree	B	Eisen, Jod, Magnesium, Zink
Ofen-Hähnchen mit Kartoffel-Gemüse	B, C	Eisen, Magnesium
Salbei-Putenrolle im roten Beet	A, C, Folsäure	Eisen, Eiweiß
Chili con Carne mit Kakao	C	Eisen, Eiweiß

SÜẞE SPEISEN	♡	NÄHRSTOFFE
Hirsecreme mit Erdbeeren	B, C, Folsäure	Kalzium, Magnesium
Pfannkuchen mit Heidelbeeren	B, C	Kalium, Kalzium
Limetten-Avocado-Cremetorte	B, C	Kalzium, Magnesium

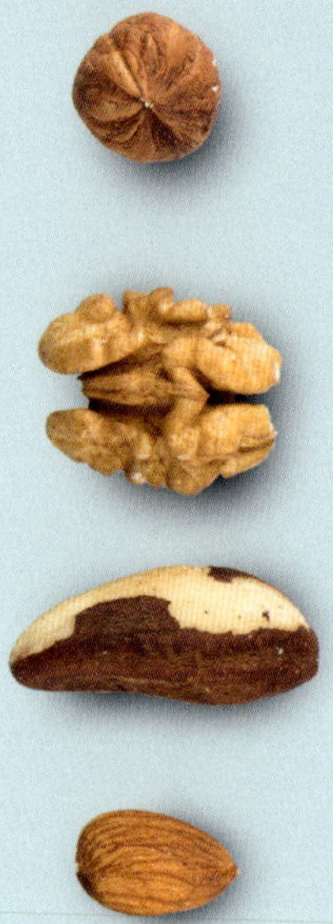

TOP SNACKS FÜR ZWISCHENDURCH

1. Eine Handvoll Nüsse täglich liefern Energie und wertvolle Fette, Vitamine und Mineralstoffe.

2. Obst (evtl. mit Naturjoghurt) und Gemüsesticks mit Dip (z. B. Quark mit Kräutern oder Öl mit Zitronensaft, Salz, Pfeffer) erfrischen auf gesunde, knackige Art.

3. Trockenobst, z. B. Apfelringe, Pflaumen, Aprikosen stillen die Lust auf Süßes.

4. Dunkle Schokolade mit mindestens 70 Prozent Kakaoanteil ist gut für das Gehirn und fürs Immunsystem.

5. Käsewürfel versorgen mit einer Extraportion Kalzium.

6. Selbstgemachte Smoothies sind wahre Vitaminbomben.

7. Oliven naschen ist gesund und lecker.

8. Popcorn mit etwas Salz und getrockneten Kräutern ist schnell gemacht und knusprig-würzig.

9. Ein Becher selbstgemachte Brühe (das Rezept findet ihr im Rezeptteil) gibt Kraft und liefert viele wichtige Nährstoffe.

TIPP

Eine Walnuss, ein Stück Schoki und eine getrocknete Aprikose zusammen essen – hmmmmm, ist das gut!

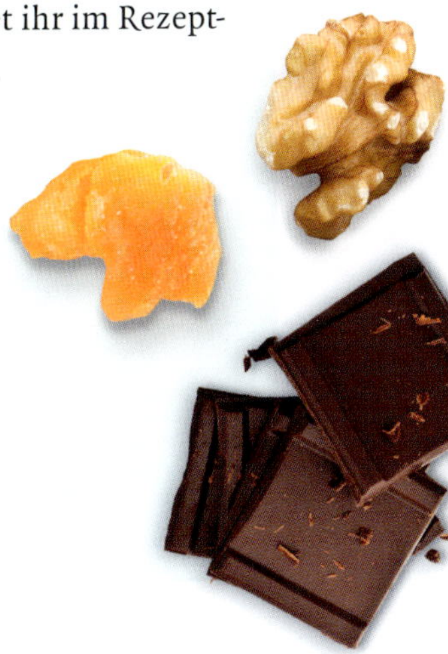

SALATE

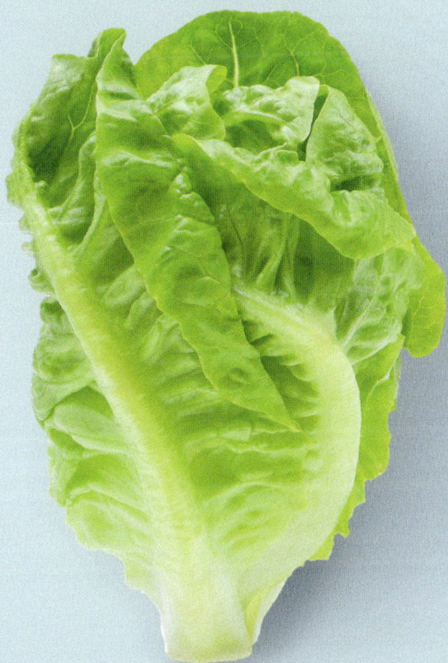

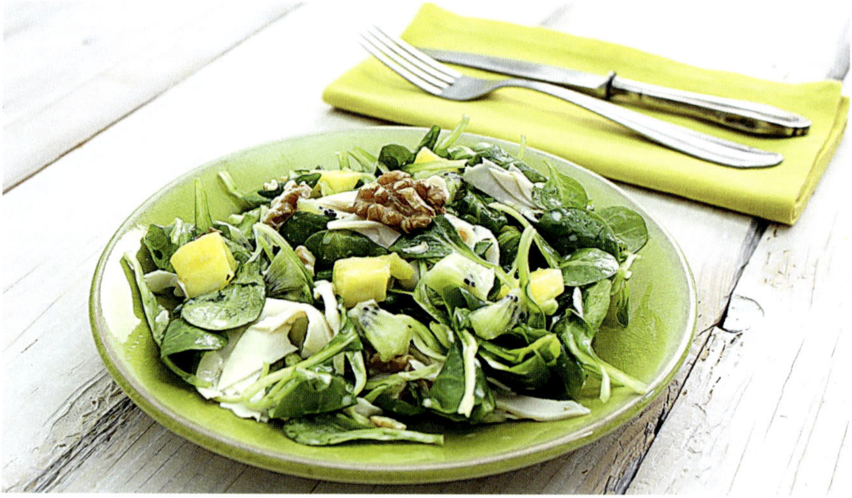

GUT ZU WISSEN:

Dieser exotische Salat versorgt euch mit zahlreichen Vitaminen und Spurenelementen. Mango, Kiwi und Zitronensaft liefern viel gesundes Vitamin C, welches die Eisenaufnahme unterstützt. Deshalb ist der Salat der ideale Begleiter zu einer eisenreichen Hauptmahlzeit. Da Kuhmilchprodukte die Eisenaufnahme hemmen, verwendet am besten Sojajoghurt. Feldsalat liefert außerdem Folsäure, die für sämtliche Wachstumsprozesse des Babys wichtig ist. Walnüsse und Rapsöl enthalten Omega-3-Fettsäuren für die Gehirnentwicklung des Kindes.

Vitamin C, Folsäure, Eisen, Omega-3-Fettsäuren

Zutaten für 2 Personen:

- 1 Apfel
- 150 g Feldsalat
- 100 g Hähnchenbrustaufschnitt
- ½ Mango
- 1 Kiwi
- eine Handvoll Walnüsse

Für das Dressing:

- 3 EL Zitronensaft
- 2 EL Rapsöl
- 3 EL Joghurt (Naturjoghurt oder Sojajoghurt)
- Jodsalz
- frisch gemahlener Pfeffer

FRUCHTIGER FELDSALAT MIT HÄHNCHENBRUST

Zubereitung:

1. Den Feldsalat waschen und trocken schleudern. Das Obst schälen und klein schneiden. Den Hähnchenbrustaufschnitt in feine Streifen schneiden und die Walnüsse klein hacken.
2. Für das Dressing Zitronensaft, Rapsöl, Joghurt, Salz und Pfeffer vermischen und alles in eine Schüssel geben.
3. Zum Schluss alles mit dem Dressing vermischen und servieren.

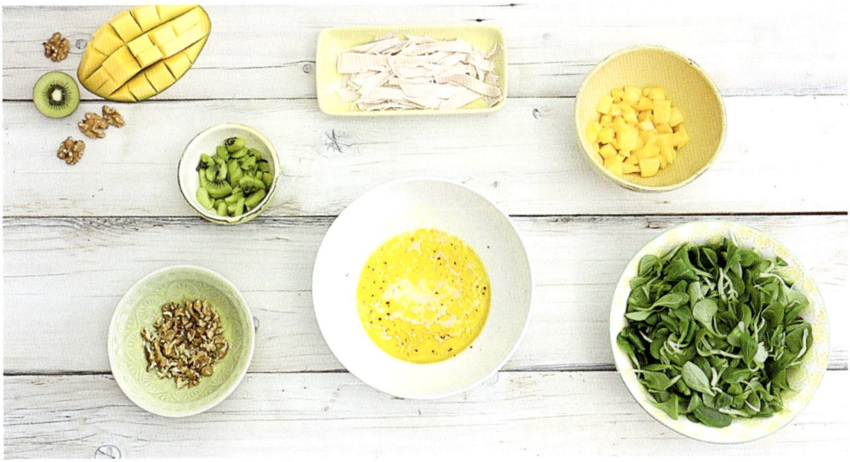

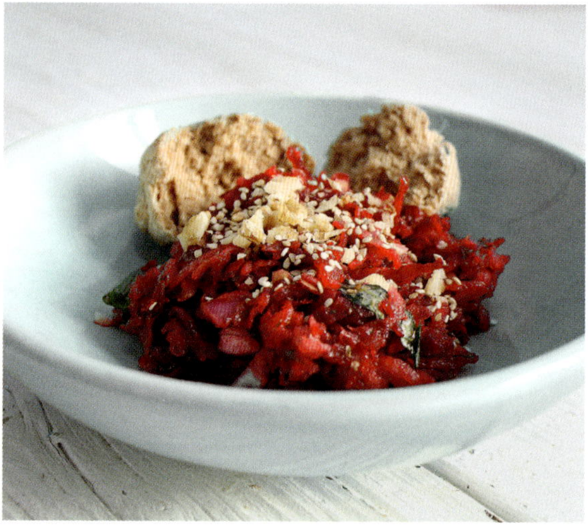

Zutaten für 2 Personen:

Für den Rote-Bete-Salat:

- 1 große oder 2 kleine rohe Rote Beten
- 1 Apfel
- ½ Zwiebel
- 1 TL Oregano
- 1 TL Dill
- 1 TL Basilikum
- 2 EL Apfelessig
- 1 EL Rapsöl
- Jodsalz
- 1 Handvoll Walnüsse
- etwas Sesam

Für die Knoblauchbrötchen:

- 10 g Hefe
- 1 TL Honig
- 100 g Weizenvollkornmehl
- 170 g Dinkelmehl
- 1 Prise Jodsalz
- 3 EL Olivenöl
- 1 Knoblauchzehe
- 1 TL Oregano
- 1 TL Thymian
- 50 g Butter

GUT ZU WISSEN:

Rote Bete ist perfekt für Schwangere, denn sie beinhaltet neben Magnesium und Eisen auch Folsäure. Folate übernehmen eine wichtige Funktion bei der gesunden Entwicklung des Babys: Sie helfen bei der Zellteilung und -neubildung, der Blutbildung sowie beim Eiweißstoffwechsel. Die rohe Rote Bete liefert mehr Vitalstoffe und Enzyme als die gekochte. Äpfel und Dinkelmehl versorgen euch neben B-Vitaminen zusätzlich mit Zink, welches ebenfalls Einfluss auf die Zellteilung hat und sogar helfen kann, Schwangerschaftsstreifen vorzubeugen.

B-Vitamine, Folsäure, Eisen, Magnesium, Zink

ROTE-BETE-SALAT MIT KNOBLAUCHBRÖTCHEN

Zubereitung:

1. Die Hefe zerkrümeln und in lauwarmem Wasser auflösen. Honig dazugeben und alles etwa 10 Min. ruhen lassen.

2. Beide Mehlsorten mit der Prise Salz mischen. Das Öl und die Hefemischung einrühren, die Kräuter dazugeben sowie die Knoblauchzehe zur Teigmasse pressen. Alles miteinander vermischen und zu einem glatten Teig kneten. Danach den Teig in eine Schüssel geben, mit einem Tuch bedecken und an einem warmen Ort für eine Stunde ruhen lassen.

3. Nach einer Stunde den Teig auf einer leicht bemehlten Arbeitsfläche nochmals gut durchkneten. Dann in etwa 12 kleine Portionen unterteilen und zu Kugeln formen. Diese wieder mit einem Tuch abdecken und weitere 40 Min. ruhen lassen. Den Backofen auf 180 °C Ober-/Unterhitze vorheizen. Die Butter zerlassen und die Teigkugeln nach den 40 Min. damit einstreichen. Anschließend die Brötchen im heißen Ofen etwa 20 Min backen.

4. Für das Dressing die Kräuter, Essig und Öl vermischen.

5. Die Zwiebel fein hacken. Den Apfel waschen und die Rote Bete schälen. Den Apfel und die Rote Bete in eine große Schüssel reiben, die Zwiebel dazugeben.

6. Die Walnüsse klein hacken. Den feingeriebenen Apfel und die Rote Bete mit dem Dressing vermischen. Den Salat mit Walnüssen und Sesam bestreuen und zusammen mit den frischen Knoblauchbrötchen aus dem Ofen servieren.

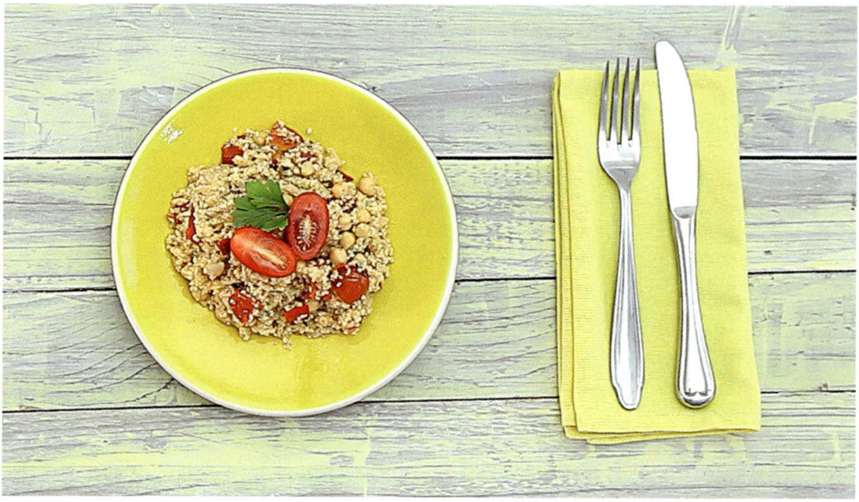

GUT ZU WISSEN:

Als Hauptgericht oder Beilage, warm oder kalt – der Couscous-Salat passt einfach immer und versorgt euch mit vielen wichtigen Nährstoffen. Paprika, Tomaten sowie frisch gepresster Orangen- und Limettensaft liefern viel Vitamin C, das die Eisenaufnahme aus dem Couscous und den Kichererbsen begünstigt. Eisen ist an der Blutbildung beteiligt und hilft außerdem beim Aufbau des Neurotransmitters Dopamin. Dieses ist nicht nur mit für unsere Stimmung verantwortlich, sondern unterstützt auch die Produktion der Muttermilch. Kichererbsen sind zudem kleine Powerkugeln, die vollgestopft sind mit Eiweiß, Folsäure und Zink. Eiweiß und Folsäure werden für das Wachstum des Embryos benötigt, Zink ist z. B. für Eiweißstoffwechsel und Zellteilung von Bedeutung – ein Mangel kann bis hin zu Fehlbildungen beim ungeborenen Kind führen.

Vitamin C, Folsäure, Eisen, Eiweiß, Zink

Zutaten für 2 Personen:

- 125 g Couscous
- 1 rote Paprika
- 150 g Kirschtomaten
- ½ Glas Kichererbsen
- 50 ml frisch gepresster Orangensaft
- 3 EL frisch gepresster Limettensaft
- 6 EL Rapsöl
- Jodsalz
- frisch gemahlener Pfeffer
- ½ TL Kreuzkümmel
- 1 EL gehackte glatte Petersilie

ERFRISCHENDER COUSCOUS MIT KICHERERBSEN

Zubereitung:

1. Paprika waschen, entkernen und in kleine Würfel schneiden. Die Tomaten ebenfalls waschen und halbieren. Die Paprikawürfel in einem Topf in 2 EL Rapsöl 5 Min. anbraten.
2. Paprika mit Orangensaft ablöschen und weitere 5 Min. köcheln lassen.
3. Die Tomaten und Kichererbsen zum Paprika in den Topf geben und vermischen. Das Gemüse mit Limettensaft, Salz und Pfeffer, Kreuzkümmel und glatter Petersilie würzen.
4. Inzwischen den Couscous mit Salz mischen. Das Ganze mit 250 ml abgekochtem Wasser übergießen und für 5 Min. quellen lassen.
5. Den Couscous mit dem Gemüse vermischen und alles mit dem restlichen Rapsöl abschmecken.

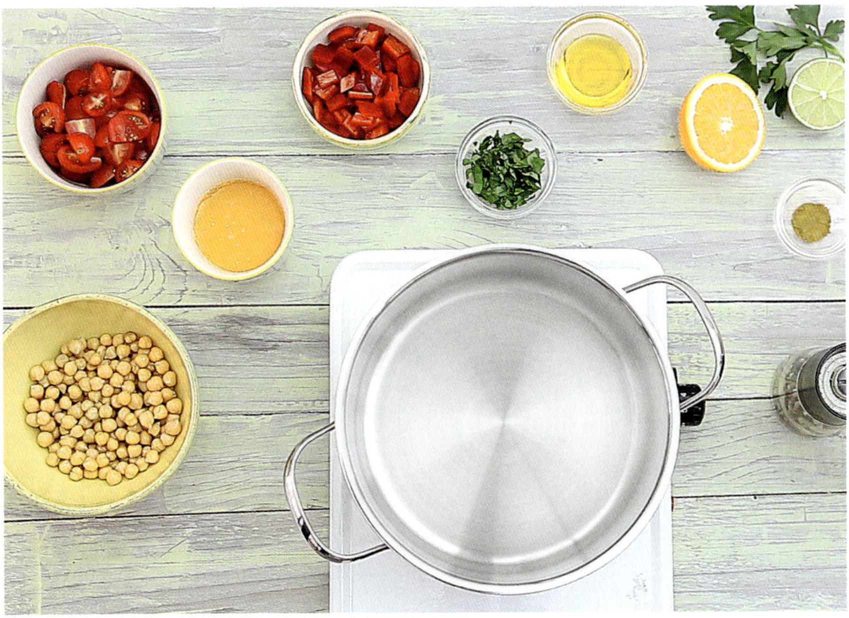

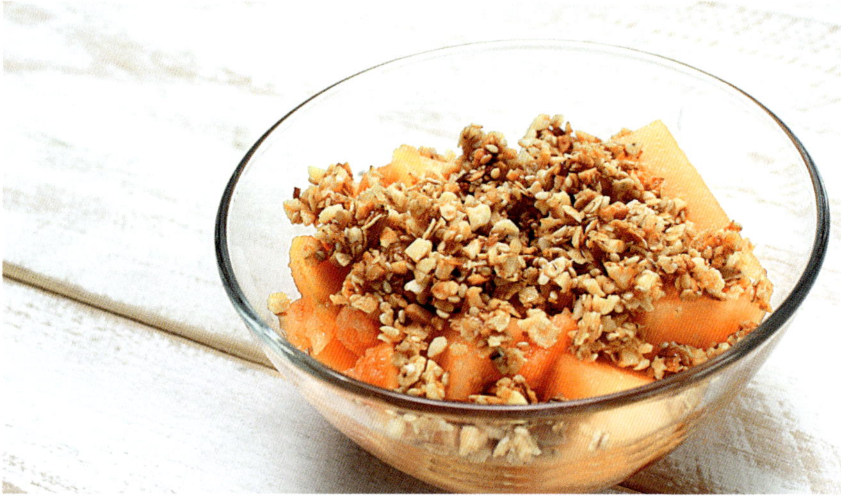

GUT ZU WISSEN:

Was wäre ein Sommer ohne Melonen? Diese Kürbisgewächse sind lecker, leicht und gesund und liefern viel Vitamin C. Etwas ganz Besonderes wird der Melonensalat aber durch das „Crunchy“: Vor allem Mandeln und Sesam liefern viel Kalzium und Magnesium. Und das Beste daran ist, dass beide Zutaten diese Nährstoffe im perfekten Verhältnis zueinander enthalten, sodass der Körper sie ideal aufnehmen und verwerten kann.

Vitamin C, Kalzium, Magnesium

Zutaten für 2 Personen:

Für den Obstsalat:

- 1 Zuckermelone
- 1 Papaya
- Honig
- Limettensaft

Für das Crunchy:

- 80 g gehackte Mandeln
- 70 g Haferflocken
- 40 g Sesam
- 40 g Honig
- 1 EL Rapsöl

CRUNCHY MELONENSALAT

Zubereitung:

1. Den Backofen auf 175 °C vorheizen. Die Zutaten für das Crunchy in eine große Schüssel geben und mischen.
2. Die gemischten Zutaten auf ein mit Backpapier belegtes Blech legen und 20 Min. im Ofen goldbraun backen. Währenddessen das Crunchy mehrmals wenden. Anschließend aus dem Ofen nehmen und abkühlen lassen.
3. Die Papaya halbieren, entkernen, schälen und in mundgerechte Würfel schneiden. Die Zuckermelone ebenfalls halbieren. Eine Hälfte zur Seite legen. Die andere Hälfte entkernen und in kleine Würfel schneiden. Die Papayastücke mit der halben gewürfelten Zuckermelone mischen.
4. Die restliche Zuckermelone ebenfalls entkernen und das Fruchtfleisch herausschneiden oder -schaben. Zusammen mit dem Honig und Limettensaft pürieren. Je nach Geschmack mehr Honig oder Limettensaft hinzugeben.
5. Die Fruchtwürfel mit dem Püree marinieren und zum Schluss mit dem Crunchy bestreuen.

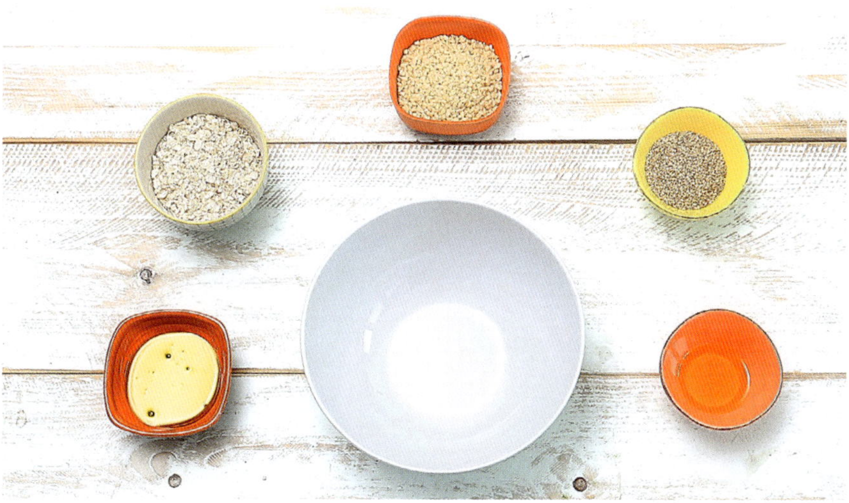

EINTÖPFE UND SUPPEN

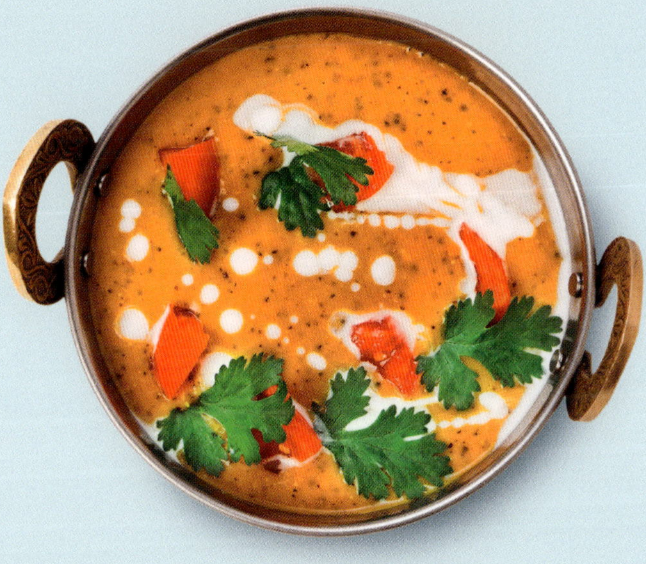

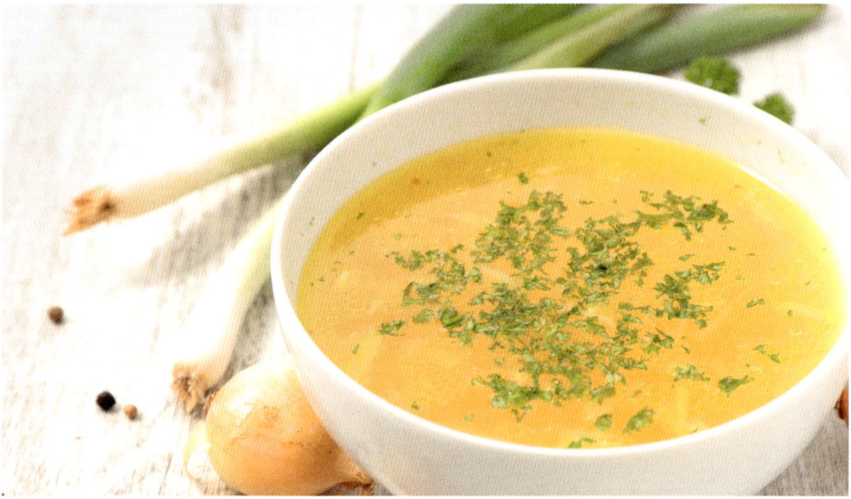

GUT ZU WISSEN:

Durch das sanfte Köcheln vieler verschiedener Gemüsesorten, mit oder ohne Fleisch und Knochen, lösen sich die darin enthaltenen Nährstoffe und ihr versorgt euch durch das Trinken der Brühe zusätzlich mit Vitaminen, Mineralstoffen und Spurenelementen.

Nährstoffreich

Zutaten:

Sammelt Küchenabfälle wie z. B.

- Lauchenden
- Fenchelstiele
- Sellerieblätter
- Karottenschalen
- Zwiebelschalen und -reste

Und wenn gewünscht:

- Knochen vom Huhn oder Rind usw.

in einer Tüte im Gefrierfach. Dazu kommt dann nach Belieben ein Suppenhuhn und Suppengemüse.

SUPERFOOD SELBSTGEMACHTE BRÜHE

Zubereitung:

1. Alle Zutaten in einen großen Topf geben, mit Wasser aufgießen und einige Stunden vor sich hin köcheln lassen.
2. Das Ganze abseihen und in gefriertaugliche Behälter in unterschiedlicher Größe füllen. Diese habt ihr dann immer parat, wenn ihr kocht oder mal ein Glas davon trinken möchtet.

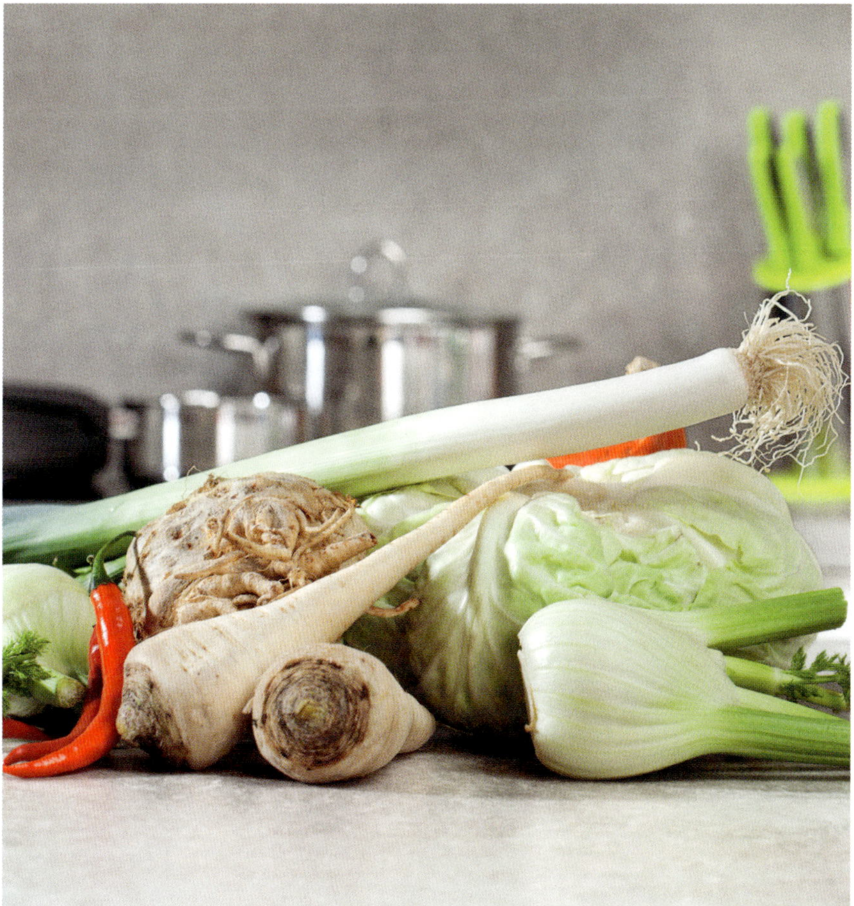

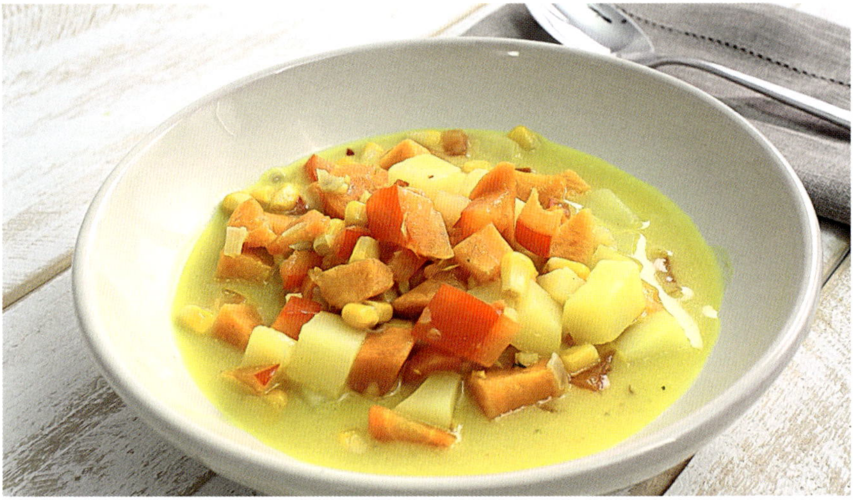

GUT ZU WISSEN:

Dieser leckere asiatisch angehauchte Eintopf ist genau das Richtige für die kalte Jahreszeit. Kartoffeln, Süßkartoffeln, Mais und Kokosmilch versorgen euch mit wichtigen B-Vitaminen, die an der Zellteilung der Schwangeren und des Babys beteiligt sind. Die Entwicklung der Lunge des Ungeborenen wird durch Betacarotin, eine Vorstufe von Vitamin A, unterstützt. Dieser Nährstoff ist in Süßkartoffel, Karotte, Mais und Paprika enthalten. Kartoffeln, Süßkartoffeln, Paprika und Kokosmilch liefern Eisen für die Blutbildung und den Sauerstofftransport. Ingwer und Chili wirken zudem entzündungshemmend und sind deshalb gerade im Winter ideal.

Vitamin A, B-Vitamine, Eisen

Zutaten für 2 Personen:

- 200 g Kartoffeln
- 200 g Süßkartoffeln
- 1 rote Paprika
- 1 Karotte
- 1 kleine Dose Mais
- 1 Zwiebel
- 1 Knoblauchzehe
- 30 g frischer Ingwer
- 200 ml Gemüsebrühe
- 400 ml Kokosmilch
- 2 EL Olivenöl
- 1 TL Kurkuma
- ½ TL Chiliflocken
- Jodsalz
- frisch gemahlener Pfeffer

KARTOFFEL-INGWER-EINTOPF

Zubereitung:

1. Ingwer, Zwiebel und Knoblauch schälen und klein hacken. Das Öl im Topf erhitzen und Ingwer, Zwiebelstückchen sowie Knoblauch glasig dünsten.
2. Die Kartoffeln, Süßkartoffeln und Karotte schälen und in kleine mundgerechte Würfel schneiden. Das Gemüse ebenfalls in den Topf geben und etwa 5 Min. anbraten.
3. Das angebratene Gemüse mit Salz, Kurkuma und Chiliflocken würzen. Alles mit Gemüsebrühe und Kokosmilch ablöschen und 10 Min. bei schwacher Hitze köcheln lassen.
4. Die Paprika waschen und in kleine Stücke schneiden. Die Maiskörner abtropfen lassen. Paprika und Mais zum Eintopf dazugeben und nochmals 5 Min. kochen lassen.
5. Den Eintopf mit Salz und Pfeffer abschmecken und servieren.

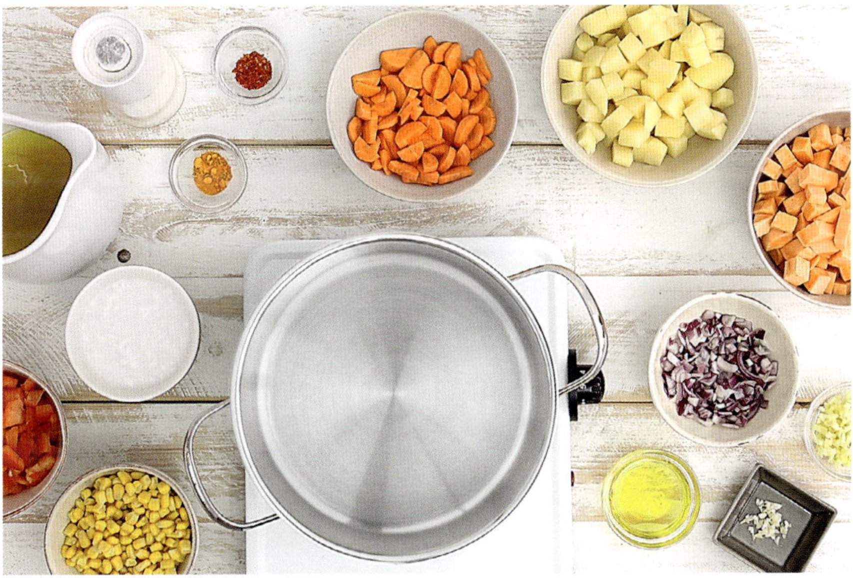

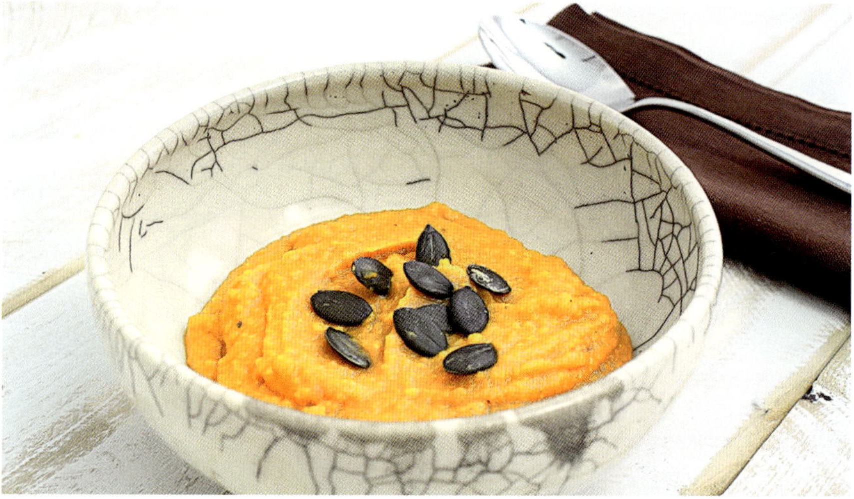

GUT ZU WISSEN:

Ihr braucht Zink, besonders ab dem 4. Schwangerschaftsmonat. Das Spurenelement hat Einfluss auf die Zellteilung und damit das Wachstum des Fötus. In diesem Rezept versorgen euch Kürbis und rote Linsen damit. Außerdem liefern Karotte und Kürbis Betacarotin, welches im Körper zu Vitamin A umgewandelt wird und die Entwicklung der Lunge des Babys unterstützt. Kurkuma und Ingwer wirken zudem entzündungshemmend und helfen bei Verdauungsschwierigkeiten.

Vitamin A, Zink

Zutaten für 2 Personen:

- ca. 200 g Hokkaidokürbis
- 1 Karotte
- 260 g rote Linsen
- ½ Zwiebel
- 1 Knoblauchzehe
- 500 ml Gemüsebrühe
- 1 EL Rapsöl
- ½ TL Kreuzkümmel
- 1 TL Currypulver
- ½ TL Ingwerpulver
- 1 TL Kurkuma
- 1 TL Sojasoße
- frisch gemahlener Pfeffer

Zum Anrichten:

- Kürbiskerne
- Balsamico

KÜRBISSUPPE MIT ROTEN LINSEN

Zubereitung:

1. Die halbe Zwiebel und den Knoblauch klein hacken. Die roten Linsen waschen. Kürbis entkernen und klein schneiden. Karotte waschen und ebenfalls klein schneiden. Das Öl auf mittlerer Stufe im Topf erhitzen und Zwiebel und Knoblauch darin glasig dünsten.
2. Die Kürbis- und Karottenstücke sowie Kreuzkümmel, Currypulver, Ingwer und Kurkuma in den Topf dazugeben und etwa 5 Min. anbraten.
3. Das Gemüse mit der Gemüsebrühe ablöschen und bei niedriger Hitze zugedeckt 40 Min. köcheln lassen.
4. Die roten Linsen hinzufügen und 10 bis 15 Min. weiter kochen.
5. Wenn das Gemüse weich ist, alles mit dem Pürierstab cremig pürieren.
6. Die Suppe mit Sojasoße und frisch gemahlenem Pfeffer abschmecken.
7. Zum Schluss die Suppe anrichten und mit etwas Kürbiskernen und Balsamico servieren.

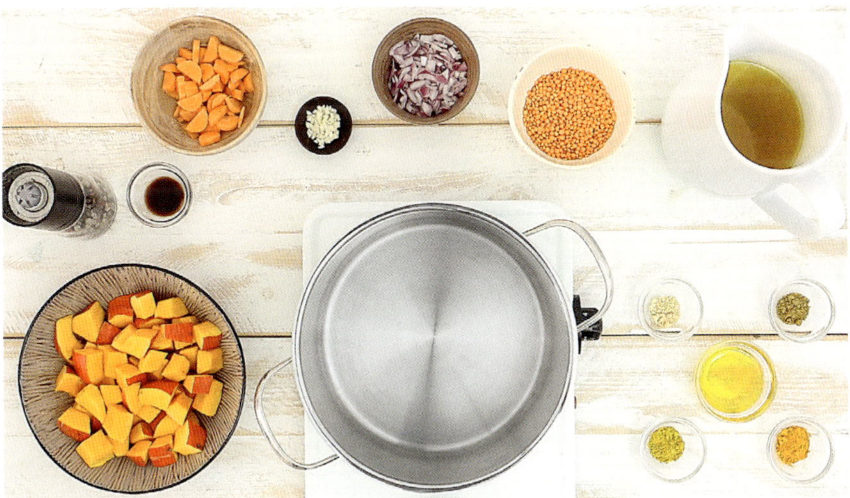

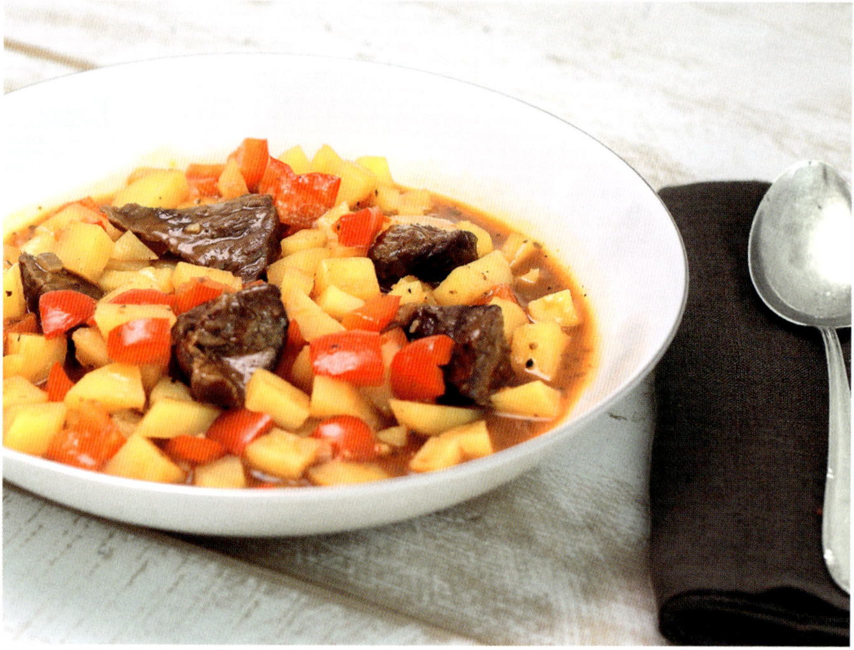

GUT ZU WISSEN:

Rindfleisch enthält viel Eisen, weswegen es ideal ist für euch Schwangere. Da ihr in der Schwangerschaft mehr Blut bildet und auch das Ungeborene mit Sauerstoff versorgt werden muss, ist Eisen so wichtig. Die stärkende Gulaschsuppe liefert darüber hinaus wichtige B-Vitamine, die ebenfalls im Rindfleisch, aber auch in den Kartoffeln zu finden sind. Paprika versorgt euch zusätzlich mit Vitamin C, welches den Körper bei der Eisenaufnahme unterstützt.

B-Vitamine, Vitamin C, Eisen

Zutaten für 2 Personen:

- 2 EL Rapsöl
- 150 g Rinder-Gulaschfleisch
- ½ Zwiebel
- 1 Knoblauchzehe
- 50 ml dunkler Traubensaft
- 250 ml Rinderbrühe
- 1 EL Paprikapulver
- ½ EL Tomatenmark
- 1 EL Honig
- Jodsalz
- frisch gemahlener Pfeffer
- 1 TL Majoran
- 1 Lorbeerblatt
- 2 mittelgroße Kartoffeln
- 1 Paprikaschote

KLASSISCHE GULASCHSUPPE

Zubereitung:

1. Das Öl in einem Topf erhitzen. Das Fleisch hinzugeben und 5 Min. unter ständigem Rühren anbraten.

2. Die Zwiebel und den Knoblauch in kleine Stücke schneiden, zum Fleisch dazugeben und wenige Minuten mitbraten.

3. Alles mit Traubensaft und Rinderbrühe ablöschen. Danach mit Paprikapulver, Tomatenmark, Honig, Salz und Pfeffer, Majoran und Lorbeerblatt würzen. Das Ganze auf kleiner Flamme und mit geschlossenem Deckel 60 Min. köcheln lassen.

4. In der Zwischenzeit die Kartoffeln schälen und in mundgerechte kleine Stücke schneiden. Nachdem die Suppe 60 Minuten schmoren durfte, die Kartoffeln in den Topf dazugeben und 10 Min. köcheln lassen.

5. Während die Kartoffeln mitköcheln, die Paprikschote waschen und ebenfalls in mundgerechte Stücke schneiden. Nach den 10 Min. die Paprikastücke dazugeben und alles weitere 10 Min. köcheln lassen. Am Ende der Kochzeit überprüfen, ob die Kartoffeln weich sind. Zum Schluss das Gulasch mit einem Baguette oder gutem Bauernbrot servieren.

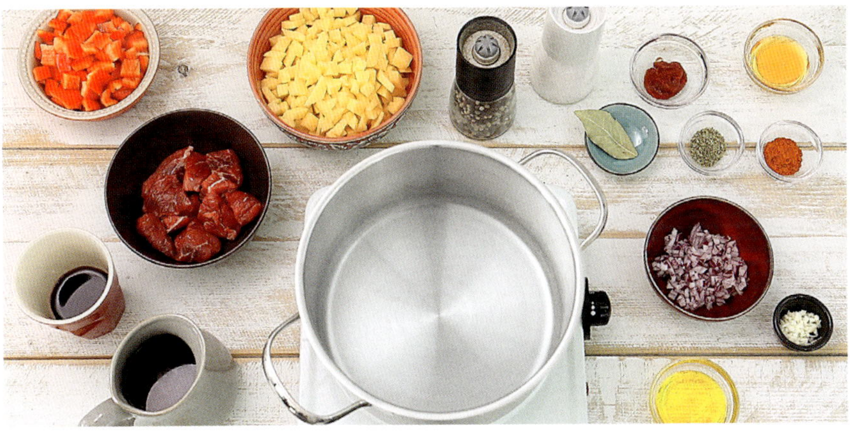

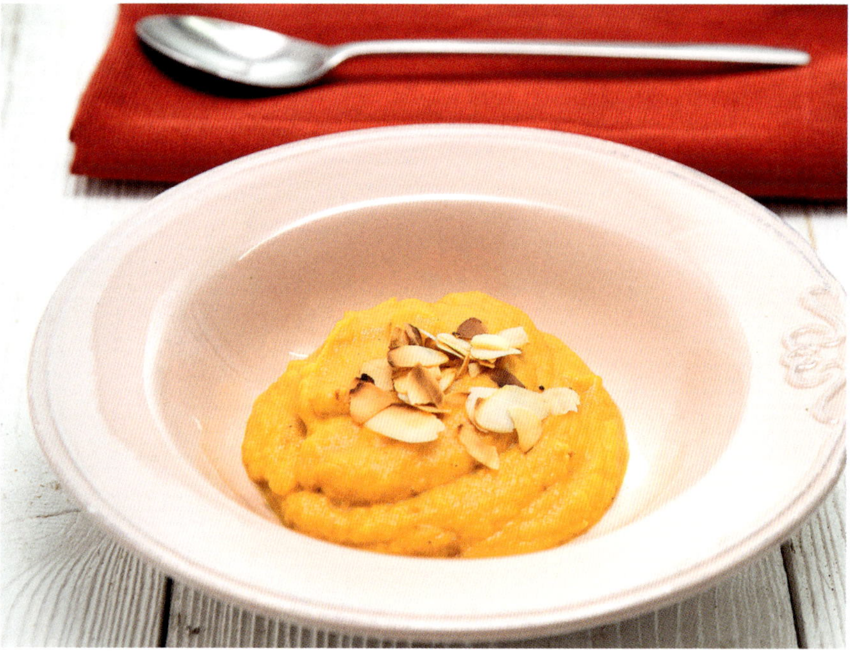

GUT ZU WISSEN:

Diese leckere Suppe ist mit ihren weihnachtlichen Gewürzen eine ganz besondere Abwechslung! Die Süßkartoffel liefert Folsäure, welche eine wichtige Funktion bei der normalen und gesunden Entwicklung des Ungeborenen hat, ein Mangel kann beim Baby z. B. zu einem offenen Rücken führen. Viele gute Nährstoffe beinhalten auch die Mandelblätter: Sie enthalten Magnesium und Kalzium im richtigen Verhältnis zueinander, sodass beide Stoffe perfekt von eurem Körper aufgenommen und verarbeitet werden können. Sie sind mitverantwortlich für sämtliche Wachstumsprozesse und den Aufbau des kindlichen Skeletts. Gewürze wie Kurkuma, Sternanis und Zimt runden die Suppe ab. Sie wirken antibakteriell, entzündungshemmend und fördern die Verdauung.

Folsäure, Kalzium, Magnesium

Zutaten für 2 Personen:

- ½ kleine Zwiebel
- ca. 250 g Süßkartoffeln
- 325 ml Gemüsebrühe, ohne Geschmacksverstärker und Aromen
- 2 EL Mandelblätter
- 1 EL Olivenöl
- ½ TL Kurkuma
- 1 Sternanis
- 1 Prise Muskatpulver
- ¼ TL Ceylon-Zimtpulver
- ½ EL Mandel- oder Cashewmus
- Salz
- frisch gemahlener Pfeffer

SÜSSKARTOFFELSUPPE MIT GERÖSTETEN MANDELN

Zubereitung:

1. Die Mandelblätter in einem beschichteten Topf ohne Öl unter ständigem Rühren hell anrösten und aus dem Topf nehmen.

2. Die Süßkartoffeln waschen und ungeschält würfeln. Die Zwiebel schälen, würfeln und in 1 EL Olivenöl im Topf glasig dünsten. Die Süßkartoffeln etwa 3 Min. mitdünsten und dabei umrühren.

3. Die Süßkartoffeln mit der Gemüsebrühe aufgießen (je nach intensiver bzw. salziger Brühe bietet es sich an, lieber weniger Pulver zu verwenden als auf der Packung angegeben und hinterher nachzuwürzen). Die Gewürze zugeben, ½ EL Mandel- oder Cashewmus und alles verrühren.

4. Den Topf abdecken und die Süßkartoffeln etwa 15 Min. oder bis sie gar sind leicht köcheln lassen.

5. Sind die Süßkartoffeln gar, den Sternanis aus dem Topf nehmen und die Suppe in einem Blender oder mit einem Pürierstab pürieren, ggf. weiteres Wasser für die gewünschte Konsistenz ergänzen.

6. Die Suppe mit Salz und Pfeffer abschmecken und mit gerösteten Mandelblättern garniert servieren.

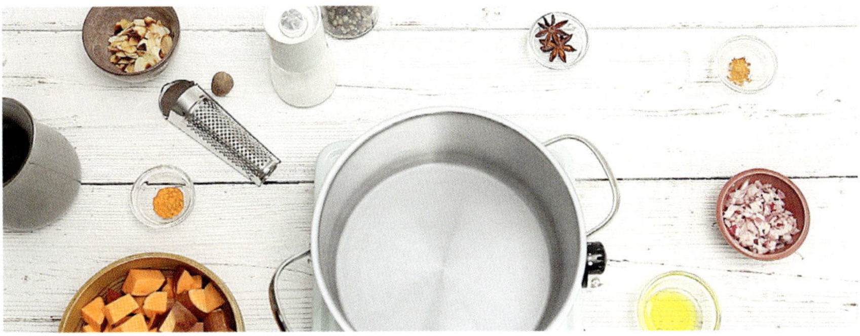

Das Rezept stammt aus dem Buch „Gesund Kochen ist Liebe" von Veronika Pachala.
Mehr Informationen gibt es hier: www.carrotsforclaire.com

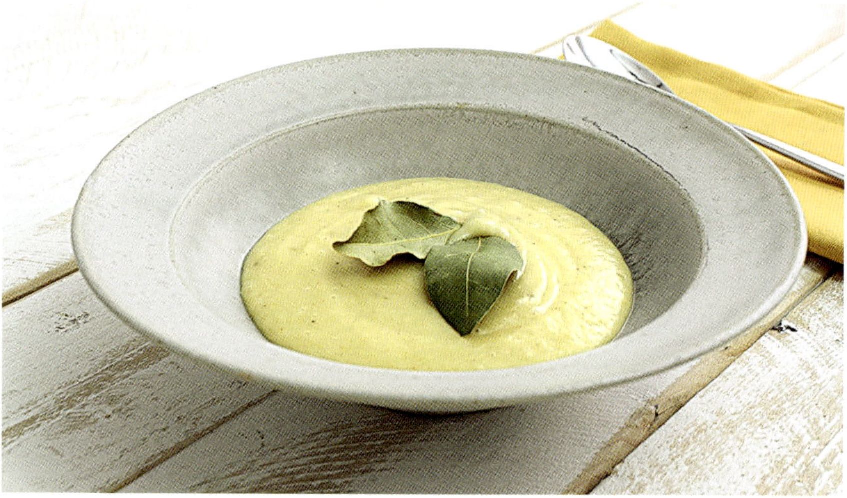

GUT ZU WISSEN:

Diese herrliche Suppe wärmt euch nicht nur von innen, sondern versorgt euch auch mit Folsäure, Magnesium und B-Vitaminen. Die in Pastinake und Lauch enthaltene Folsäure ist besonders wichtig für eine normale und gesunde Entwicklung des Ungeborenen. Das Magnesium (enthalten in Pastinake, Kartoffeln und Lauch) regt die Erregungsübertragung von Nerven auf Muskeln an und beteiligt sich zudem am Knochenbau des Babys. Die Kartoffeln versorgen euch außerdem mit Vitamin B1, B3 und B6. Sie sind wichtig für die Zellteilung der Schwangeren und des Babys. Lorbeer und Muskatnuss helfen bei Verdauungsbeschwerden und Blähungen.

B-Vitamine, Folsäure, Magnesium

Zutaten für 2 Personen:

- 150 g Pastinaken
- 150 g Kartoffeln
- 1 kleine Stange Lauch
- 1 Zwiebel
- 1 Knoblauchzehe
- 500 ml Gemüsebrühe
- 1 EL Olivenöl
- 1 Lorbeerblatt
- 100 ml Soja-Sahne
- Jodsalz
- frisch gemahlener Pfeffer
- etwas Cayennepfeffer
- etwas geriebene Muskatnuss

CREMIGE PASTINAKENSUPPE

Zubereitung:

1. Zwiebel und Knoblauch fein hacken, Pastinaken und Kartoffeln schälen und in kleine Würfel schneiden. Lauch putzen und in Ringe schneiden. Olivenöl im Topf erhitzen und Zwiebel sowie Knoblauch darin andünsten.
2. Das klein geschnittene Gemüse in den Topf geben und ca. 3 Min. anbraten.
3. Das angebratene Gemüse mit der Gemüsebrühe ablöschen und das Lorbeerblatt hinzugeben. Die Suppe mit geschlossenem Deckel etwa 25 Min. köcheln lassen.
4. Das Lorbeerblatt entfernen.
5. Die Suppe pürieren.
6. Die Sahne hinzufügen, die Muskatnuss reiben und die Suppe mit den Gewürzen abschmecken.

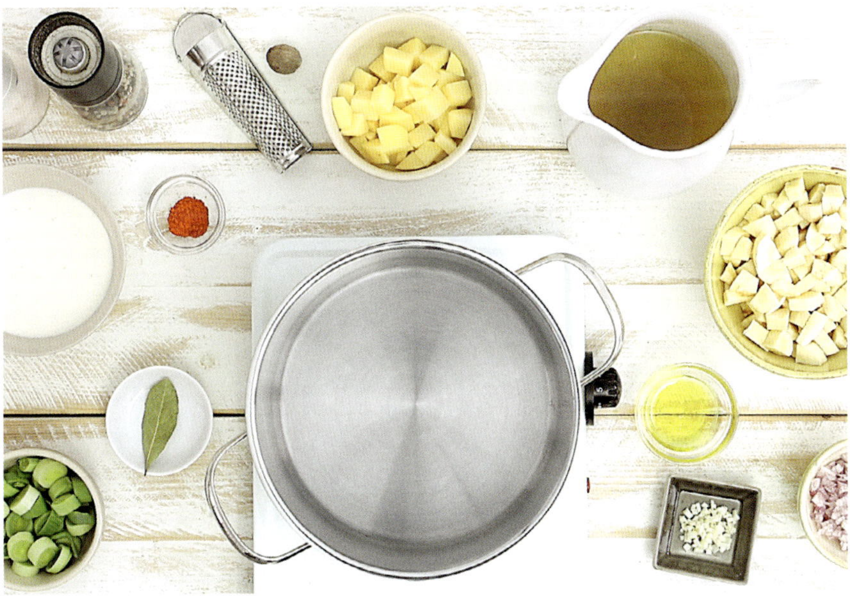

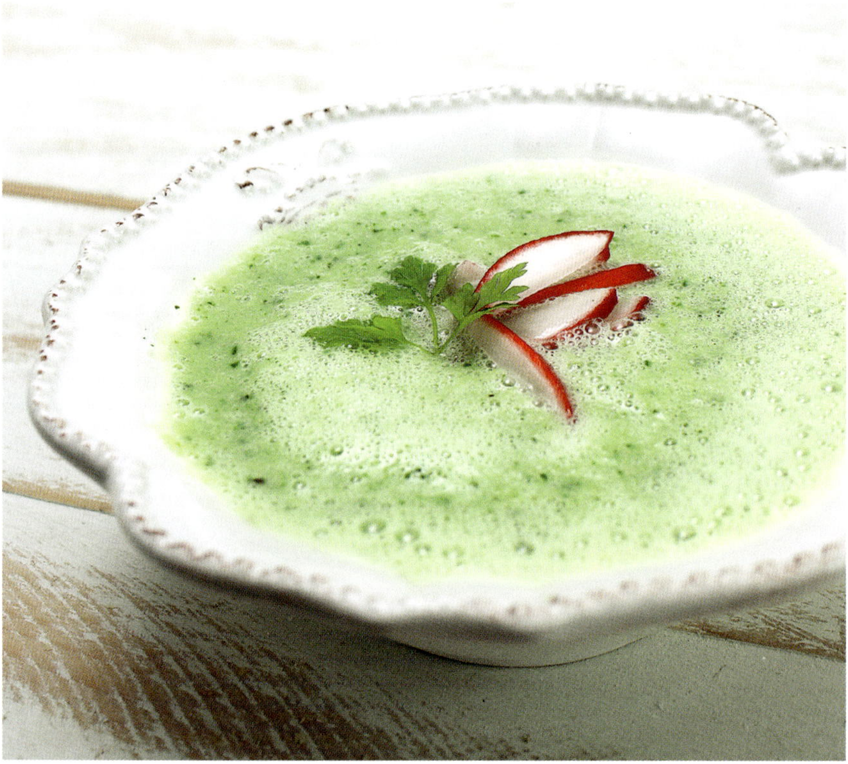

GUT ZU WISSEN:

Die erfrischende und leckere kalte Suppe ist ideal für Schwangere. Denn Gurke und Limette versorgen euch mit wichtigem Kalzium: In der Schwangerschaft ist der Kalziumbedarf erhöht, da dieser Mikronährstoff den Aufbau des Skeletts und der Zähne beim Baby fördert. Nimmt die Schwangere aber zu wenig Kalzium zu sich, bedient sich das Ungeborene an den mütterlichen Reserven aus deren Knochen. Zusammen mit Radieschen und Joghurt liefert dieses Gericht zusätzlich viel Vitamin C und B-Vitamine.

B-Vitamine, Vitamin C, Kalzium

Zutaten für 2 Personen:

- 2 Salatgurken
- 1 Bund Kerbel
- ½ Bund Minze
- 150 g Joghurt
- 3 EL Limettensaft
- 100 ml kaltes Wasser
- Jodsalz
- frisch gemahlener Pfeffer

Zum Anrichten:

- 1 Bund Radieschen
- frischer Kerbel

KALTE GURKENSUPPE MIT RADIESCHEN

Zubereitung:

1. Die Salatgurken waschen und in Stücke schneiden. Kerbel- und Minzblätter waschen, trocken tupfen und klein hacken.

2. Die klein geschnittenen Gurken sowie Kerbel und Minze mit dem Joghurt, Limettensaft und kaltem Wasser zusammengeben und mit dem Pürierstab fein mixen. Anschließend mit Salz und Pfeffer abschmecken.

3. Die Radieschen waschen und in feine Streifen schneiden. Anschließend die Suppe servieren und mit den Radieschenstreifen und Kerbel anrichten.

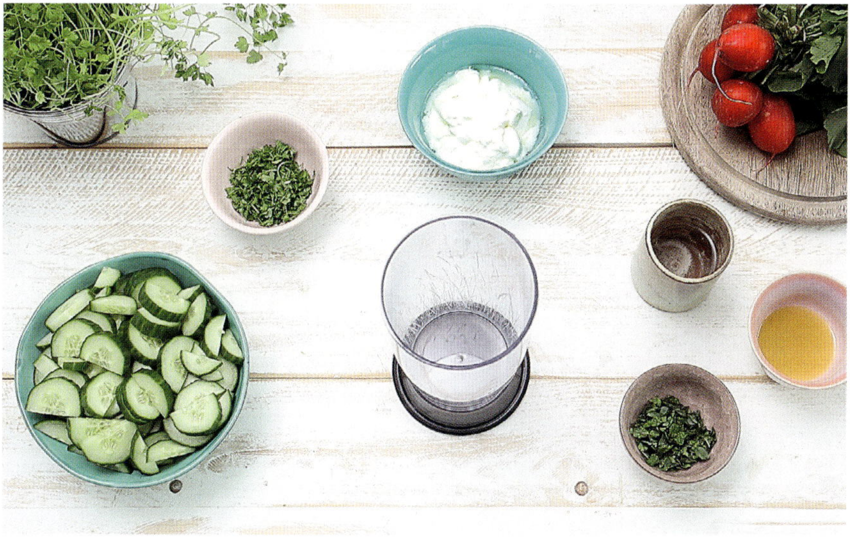

VEGGIE-, FLEISCH- UND FISCHGERICHTE

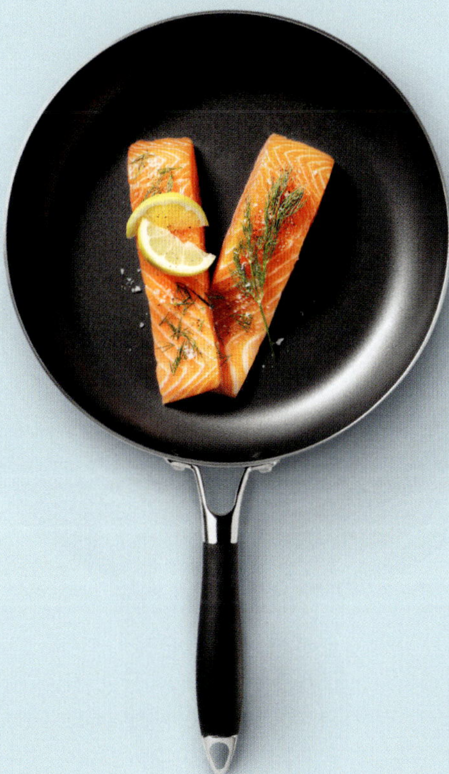

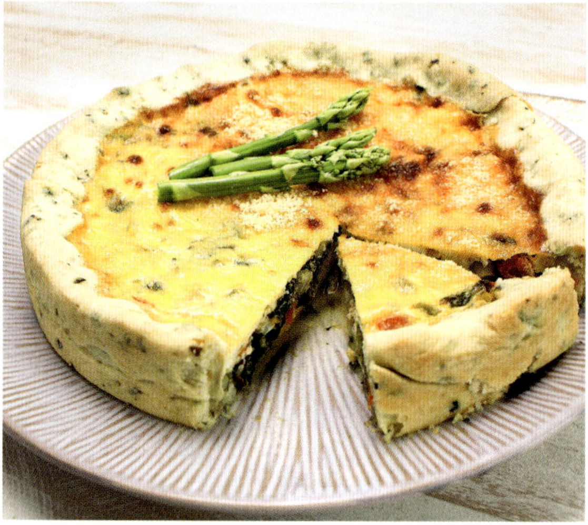

Zutaten für eine Form mit Ø 26 cm:

Für den Teig:

- 25 g Kürbiskerne
- 250 g Mehl
- Salz
- 125 g Butter (weich)
- 5–6 EL Wasser

Für die Füllung:

- 3 Stangen Frühlingszwiebeln
- 10 Stangen grüner Spargel
- 150 g Blattspinat
- 10 Kirschtomaten
- 150 g Crème fraîche
- 100 ml Milch
- 4 Eier
- 2 EL Olivenöl
- Salz
- frisch gemahlener Pfeffer
- Muskatnuss
- 70 g Parmesan

GUT ZU WISSEN:

Wer Spargel liebt, hat als Schwangere einen Grund mehr, die viel zu kurze Spargelzeit auszunutzen. Vor allem die grünen Stangen liefern viel Folsäure und Zink. Beide Stoffe werden für die Zellteilung benötigt und tragen so dazu bei, Fehlbildungen beim Baby vorzubeugen. Spinat liefert den Mineralstoff Eisen, und Milch sowie Crème fraîche liefern wertvolle B-Vitamine, welche ebenfalls am Wachstum eures Nachwuchses beteiligt sind.

B-Vitamine, Folsäure, Eisen, Zink

SPARGELQUICHE

Zubereitung:

1. Die Kürbiskerne ohne Fett in einer Pfanne anrösten. Kurz abkühlen lassen, danach fein hacken.
2. Die gehackten Kürbiskerne mit Mehl, Salz, Butter und Wasser zu einem glatten Teig verkneten. Abdecken und für mindestens 30 Min. kalt stellen.
3. Währenddessen das Gemüse waschen und klein schneiden. 2 EL Olivenöl in der Pfanne erhitzen, das Gemüse kurz anbraten und danach zur Seite stellen.
4. Den Backofen auf 200 °C Ober-/Unterhitze oder 180 °C Umluft vorheizen. Die Springform einfetten. Den Teig auf einer leicht bemehlten Arbeitsfläche zu einem großen runden Fladen ausrollen und die Springform damit auslegen. Den Teig am Rand hochziehen und andrücken. Anschließend den Teigboden mit einer Gabel mehrmals einstechen.
5. Crème fraîche, Milch, Eier, eine Prise Muskatnuss sowie Salz und Pfeffer verquirlen.
6. Das Gemüse auf den Teigboden verteilen und die verquirlte Soße darüber gießen. Zum Schluss mit Parmesan bestreuen. Die Quiche etwa 35 Min. im Ofen backen.

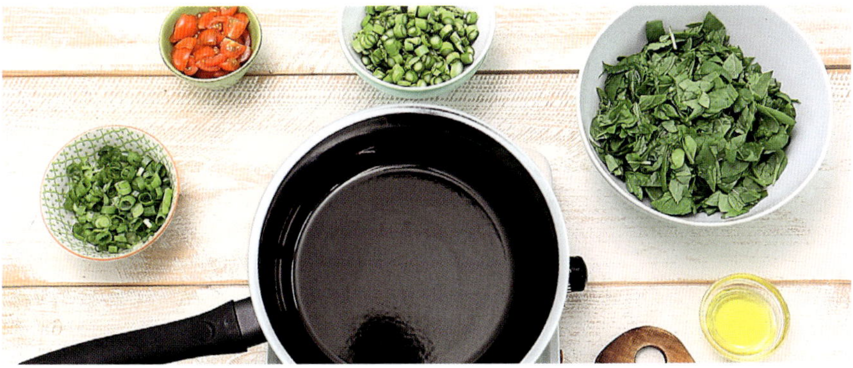

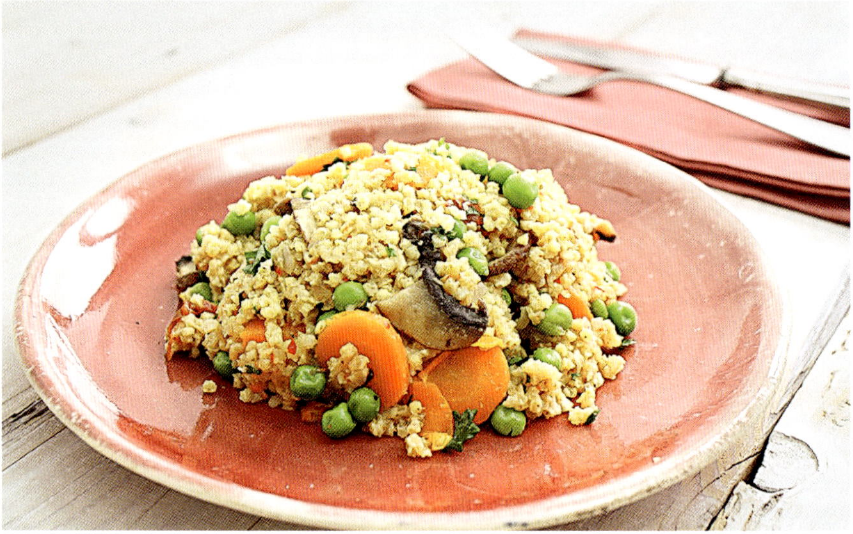

GUT ZU WISSEN:

Dieses Gericht ist besonders ideal für Schwangere, die wenig Fleisch essen. Denn Hirse enthält viel Eisen, welches ihr in der Schwangerschaft mehr als sonst benötigt, da euer Körper mehr Blut bildet. Damit ihr das Eisen besser aufnehmen könnt, liefern Tomaten und Zwiebeln das dafür benötigte Vitamin C. Hirse, Champignons und Erbsen versorgen euch zudem mit Pantothensäure (Vitamin B5), welche für den Zellaufbau der Schwangeren wichtig ist. Wer Petersilie mag, darf gerne mehr verwenden als angegeben. Denn sie ist das Superfood unter den Kräutern: Sie liefert Eisen, Magnesium und Kalzium sowie Vitamin A, B, C und Folsäure.

Vitamin A, B-Vitamine, Vitamin C, Folsäure, Eisen, Magnesium, Kalzium

Zutaten für 2 Personen:

- 100 g Hirse
- 300 ml Gemüsebrühe
- 125 g Champignons
- 100 g getrocknete Tomaten
- 100 g Tiefkühl-Erbsen
- 100 g Karotten
- 1 kleine Zwiebel
- 1 Knoblauchzehe
- 2 EL Olivenöl
- Jodsalz
- Pfeffer aus der Mühle
- 1 EL Petersilie
- 1 TL Chiliflocken

GEMÜSEHIRSE

Zubereitung:

1. Die Zwiebel, Knoblauchzehe und Petersilie fein hacken. Die Champignons putzen und in Scheiben schneiden. Die getrockneten Tomaten und die Karotten klein schneiden und die Tiefkühlerbsen auftauen und abtropfen lassen. Das Olivenöl in einem Topf auf mittlerer Stufe erhitzen. Die Zwiebel und den Knoblauch darin andünsten. Dann die getrockneten Tomaten und Champignons dazugeben und 3 Min. anbraten.

2. Die Karottenscheiben dazu geben und kurz weiterbraten. Danach mit der Gemüsebrühe auffüllen und alles zum Kochen bringen.

3. Die Hirse in ein Sieb geben und unter fließend heißem Wasser waschen. Abtropfen lassen und beiseite stellen. Sobald das Gemüse kocht, die Hirse einrühren und die Herdplatte abschalten. Das Gericht mit Salz, Pfeffer und Chiliflocken würzen und abgedeckt ca. 15 Min. quellen lassen.

4. Die Erbsen unterheben und weitere 5 Min. quellen lassen. Die Gemüsehirse abschmecken, Petersilie dazugeben und alles vermischen.

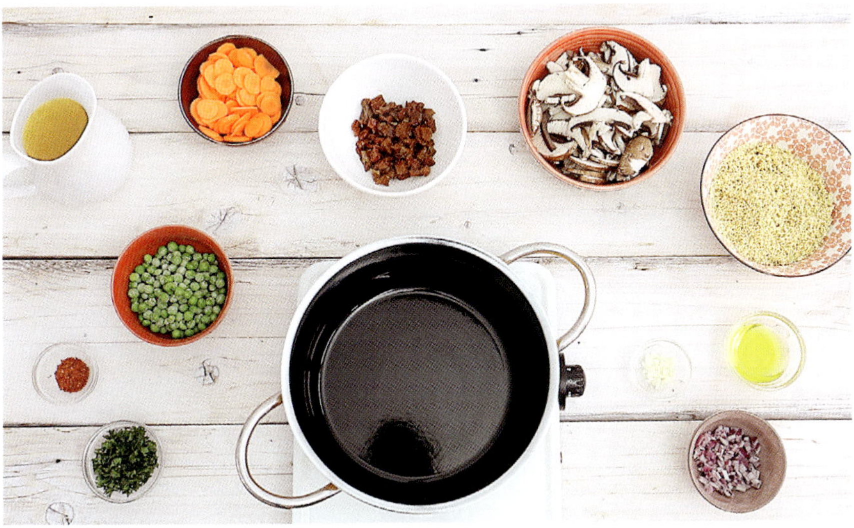

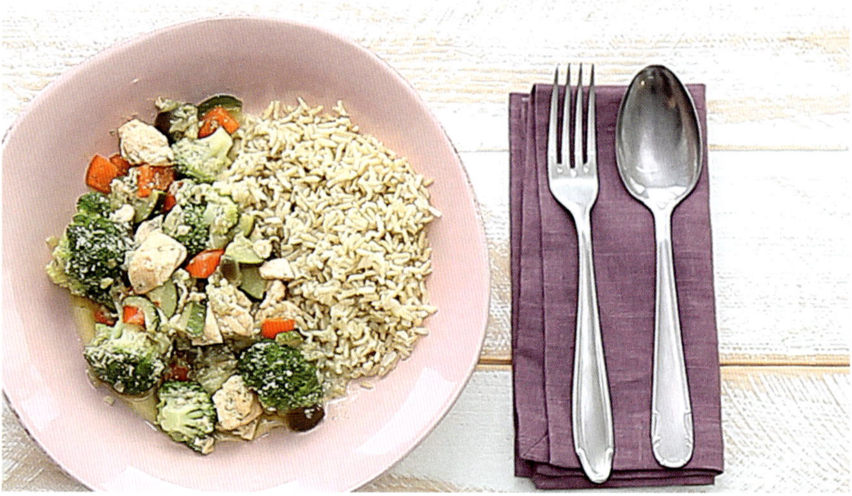

GUT ZU WISSEN:

Hmmmm, lecker, Omega-3-Fettsäuren! Die sind in der Schwangerschaft besonders wichtig. Sie verringern nicht nur das Frühgeburtsrisiko, sondern sie helfen außerdem bei der Gehirnentwicklung des Babys. Dieses Rezept ist deshalb vollgepackt mit Omega-3-Fettsäuren, die im Lachs und Rapsöl zu finden sind. Das Gemüse liefert euch zudem viel Vitamin C und A sowie Magnesium und Eisen. Zusätzlich pusht Ingwer eure Verdauung und der Basmati-Vollkornreis wirkt entwässernd, enthält hochwertiges Eiweiß und viele Ballaststoffe.

Vitamin A, Vitamin C, Eisen, Eiweiß, Magnesium

Zutaten für 2 Personen:

- 250 g Basmati-Vollkornreis
- 500 g Seelachsfilet TK
- 1 Zucchini
- 1 Paprika
- 1 kleine Aubergine
- 100 g Brokkoli
- 1 Zwiebel
- 1 Knoblauchzehe
- 500 ml Kokosmilch
- ½ TL Ingwerpulver
- 1 TL Dill
- 2 EL Rapsöl

LACHS-GEMÜSE IN KOKOSMILCH MIT REIS

Zubereitung:

1. Den Reis in 500 ml kochendes und gesalzenes Wasser geben und etwa 35 Min. garen.
2. Paprika, Zucchini und Aubergine putzen und in kleine Würfel schneiden. Danach das Öl im Topf erhitzen und Zwiebeln sowie Knoblauch glasig dünsten.
3. Paprika, Zucchini und Aubergine dazugeben und kurz anbraten.
4. Mit der Kokosmilch ablöschen und 15 Min. köcheln lassen.
5. Den Lachs auftauen lassen und in Würfel schneiden. Den Brokkoli waschen und in einzelne Röschen schneiden.
6. Den Brokkoli und die Lachswürfel dazu geben, mit Dill und Ingwer würzen und weitere 5 Min. köcheln lassen.
7. Den Reis auf dem Teller servieren und das Lachs-Gemüse darüber geben.

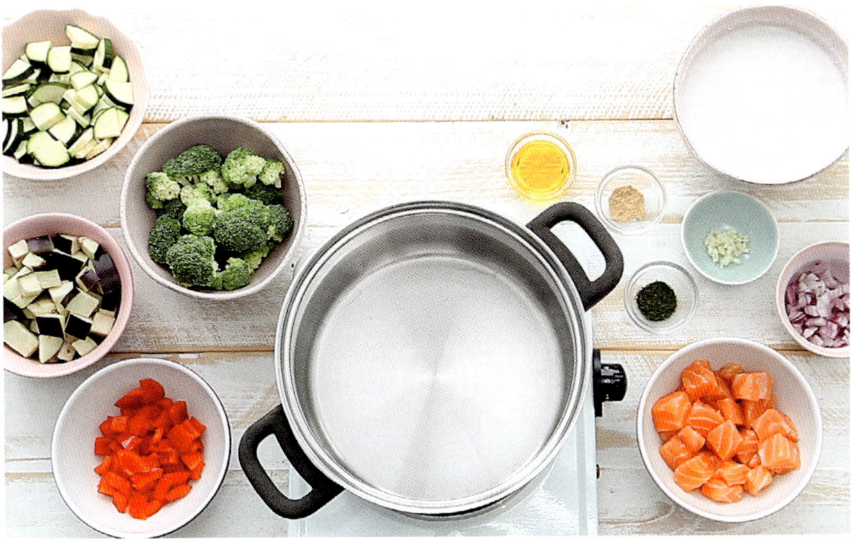

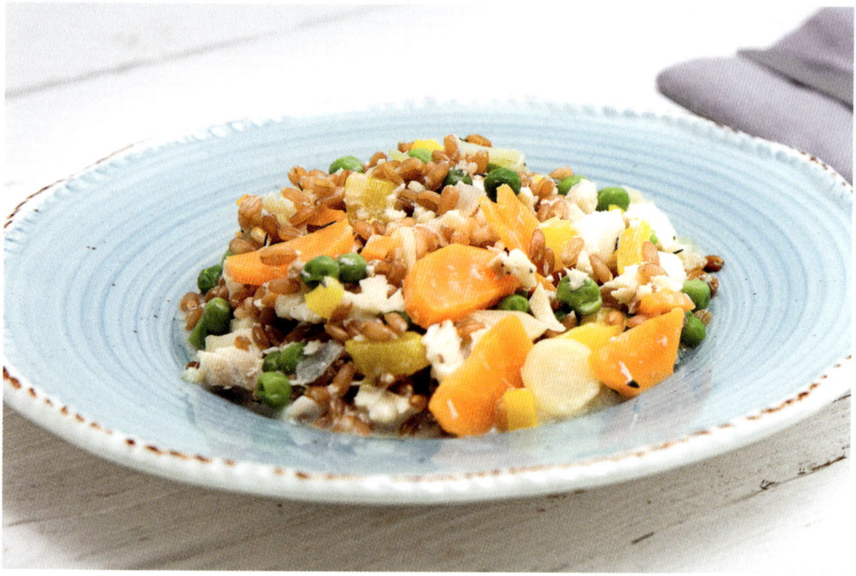

GUT ZU WISSEN:

Dieses Gericht versorgt euch und euer Baby mit vielen guten Nährstoffen. Der Kabeljau liefert Omega-3-Fettsäuren und Jod, das zum Aufbau der Schilddrüsenhormone benötigt wird. Diese wiederum übernehmen eine besondere Rolle beim Wachstum und bei der Entwicklung von Nerven, Organen und Muskulatur. Sogar das Baby bildet sie bereits ab der 12. SSW und ist deshalb auf das Spurenelement angewiesen. Zusätzlich bekommt ihr B-Vitamine und Zink durch den Genuss von Dinkel, Pastinake und Erbsen.

B-Vitamine, Jod, Zink

Zutaten für 2 Personen:

- 150 g Dinkel
- Meersalz
- 400 g gemischtes Gemüse wie z. B. Möhren, Fenchel, Pastinaken, Spitzkohl, gelbe Paprikaschoten, tiefgekühlte Erbsen oder Brokkoliröschen
- ½ Zwiebel
- 1 TL Avocadoöl oder mildes Kokosöl
- 1 Knoblauchzehe
- ¼ l Mandelmilch
- 1 TL Ingwer
- 1 TL fein gehackter Thymian oder gemahlener Quendel
- 1 Msp. Safranpulver
- Pfeffer aus der Mühle
- 200 g Kabeljaufilet (ohne Haut)

KABELJAU MIT DINKEL, GEMÜSE UND SAFRAN

Zubereitung:

1. Wenn möglich, den Dinkel mit der doppelten Menge Wasser bedecken und 10 Stunden einweichen. Ansonsten den Dinkel uneingeweicht zubereiten. Vor dem Kochen den Dinkel in ein Sieb abgießen, mit heißem Wasser gründlich abspülen und abtropfen lassen. Den Dinkel mit der dreifachen Menge leicht gesalzenem Wasser bei mittlerer Hitze aufkochen und mit geschlossenem Deckel 25 Min. köcheln lassen.

2. In der Zwischenzeit das Gemüse je nach Sorte putzen, bei Bedarf schälen, waschen und in mundgerechte Stücke schneiden. Die Zwiebel schälen und in feine Würfel schneiden. Das Öl in einem großen Topf erhitzen und die Zwiebelwürfel darin bei mittlerer Hitze glasig dünsten. Den Knoblauch schälen, klein hacken und kurz mitdünsten.

3. Die festeren Gemüsesorten wie Möhre, Pastinake oder Fenchel zuerst hinzugeben und unter Rühren 2 Min. anrösten.

4. Das Gemüse mit der Mandelmilch ablöschen. Ingwer, Thymian bzw. Quendel und Safran hinzufügen und das Ganze mit Meersalz und Pfeffer würzen. Alles mit geschlossenem Deckel bei mittlerer Hitze 5 bis 7 Min. garen.

5. Währenddessen den fertigen Dinkel in ein Sieb abgießen und abtropfen lassen. Das Kabeljaufilet waschen, mit Küchenpapier trocken tupfen und in Würfel schneiden. Die weicheren Gemüsesorten wie Spitzkohl, Paprika, Erbsen oder Brokkoli in den Gemüsetopf geben.

6. Den Fisch auf das Gemüse legen und leicht salzen. Das Ganze mit geschlossenem Deckel bei schwacher bis mittlerer Hitze weitere 4 Min. vorsichtig köcheln.

7. Den abgetropften Dinkel unter die Fisch- und Gemüsepfanne heben. Das Gericht ein letztes Mal aufkochen, dann auf Tellern oder in Schüsseln anrichten.

Das Rezept stammt aus dem Buch „Gesund Kochen ist Liebe“ von Veronika Pachala.
Mehr Informationen gibt es hier: www.carrotsforclaire.com

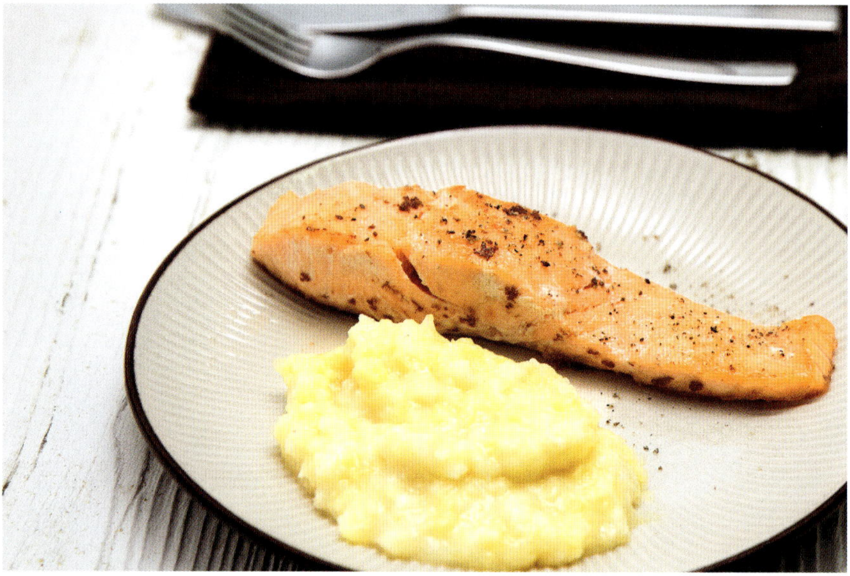

GUT ZU WISSEN:

Wer klassische Pürees kennt, wird über dieses Gemüsepüree mit Kokosmilch erst einmal überrascht sein. Doch die Kokosnote harmoniert besonders gut zusammen mit dem gebratenen Fisch. Der Fisch liefert wichtige Omega-3-Fettsäuren sowie Jod, während euch die Kartoffeln und Kokosmilch mit guten B-Vitaminen versorgen. Außerdem enthält dieses Gericht Magnesium, Eisen und Zink und Muskatnuss wirkt zusätzlich verdauungsfördernd und kann bei Blähungen, Durchfall sowie Übelkeit hilfreich sein.

B-Vitamine, Eisen, Jod, Magnesium, Zink

Zutaten für 2 Personen:

- 300 g mehligkochende Kartoffeln oder lila Süßkartoffeln mit hellem Inneren
- 200 g Pastinaken
- 2 Fischfilets (à 150 g, ohne Haut; z. B. Lachs)
- Meersalz
- 200 ml Kokosmilch
- frisch geriebene Muskatnuss
- Pfeffer aus der Mühle

GEBRATENER FISCH MIT KOKOS-GEMÜSE-PÜREE

Zubereitung:

1. Die Kartoffeln oder Süßkartoffeln schälen. Pastinaken putzen, beides waschen. Das Gemüse in Würfel schneiden, in den Topf geben und mit Wasser bedecken. Die Gemüsewürfel etwa 10 Min. gar kochen.
2. In der Zwischenzeit den Fisch waschen und trocken tupfen, auf Gräten prüfen und vorhandene ziehen. Die Filets mit Meersalz würzen. Nun 1 EL des festen Kokosmilchanteils in einer Pfanne erhitzen und die Filets darin auf beiden Seiten anbraten.
3. Währenddessen die weichen Kartoffeln oder Süßkartoffeln sowie die Pastinaken mit dem Kartoffelstampfer zu Püree zerdrücken.
4. Die restliche Kokosmilch in einem beschichteten Topf erhitzen und das Gemüsemus einrühren. Mit einer Prise Muskatnuss und Meersalz abschmecken.
5. Den Fisch nach Belieben auf Küchenpapier abtropfen lassen. Das Püree auf Teller verteilen, die Fischfilets auflegen und mit Pfeffer bestreut servieren.

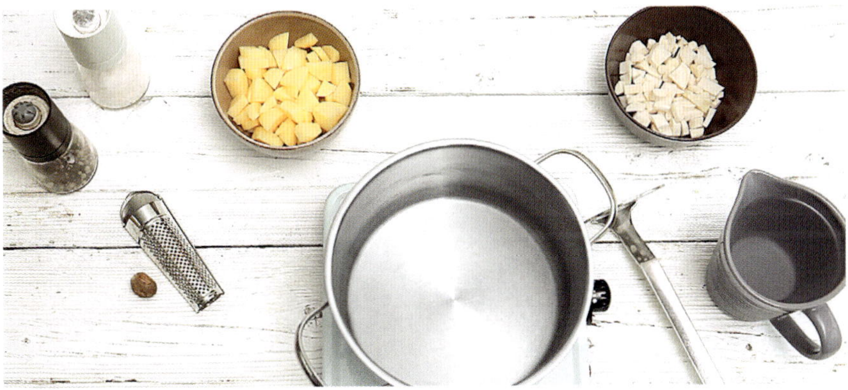

Das Rezept stammt aus dem Buch „Gesund Kochen ist Liebe“ von Veronika Pachala.
Mehr Informationen gibt es hier: www.carrotsforclaire.com

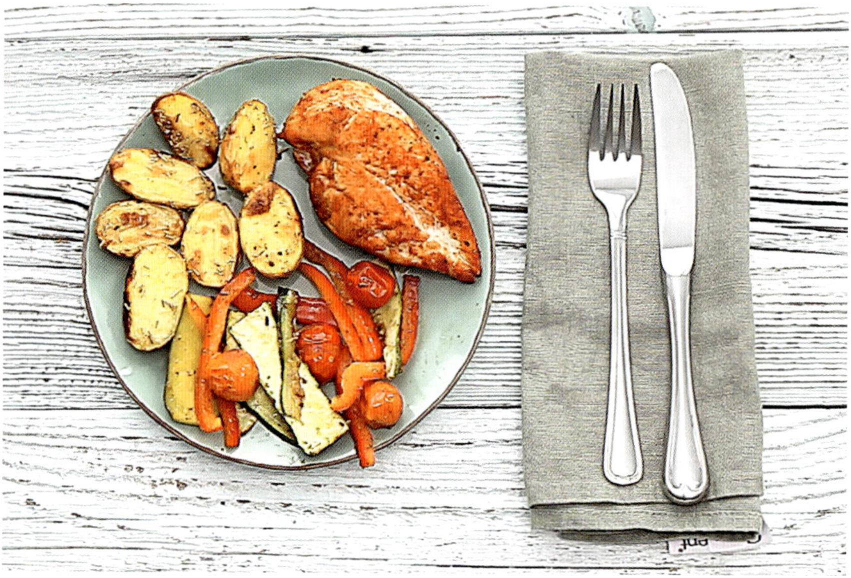

GUT ZU WISSEN:

Drei bis vier Portionen mageres Fleisch in der Woche empfiehlt euch das Bundesministerium für Ernährung und Landwirtschaft. Denn Fleisch liefert neben dem wertvollen Vitamin B12, das ihr nur aus tierischen Produkten gut aufnehmen könnt, auch wichtiges Eisen. Das Vitamin C aus Paprika und Tomaten unterstützt den Körper bei der Eisenaufnahme und die Kartoffeln enthalten Magnesium, das am Knochenbau des Babys beteiligt ist.

B-Vitamine, Vitamin C, Eisen, Magnesium

Zutaten für 2 Personen:

- 2 Hähnchenbrüste
- 400 g kleine Kartoffeln
- 200 g Kirschtomaten
- 1 kleine Zucchini
- 1 rote Paprika
- 3 EL Olivenöl
- 1 Zweig Rosmarin
- 1 EL Oregano
- 2 TL Paprikagewürz
- Jodsalz
- frisch gemahlener Pfeffer

OFEN-HÄHNCHEN MIT KARTOFFEL-GEMÜSE

Zubereitung:

1. Den Backofen auf 200 °C Ober- und Unterhitze vorheizen. Das Fleisch waschen und trocken tupfen. Mit Salz, Pfeffer und Paprikapulver einreiben und auf ein mit Backpapier ausgelegtes Backblech legen.

2. Den Rosmarin waschen und klein hacken. Die Kartoffeln bürsten, halbieren und in eine Schüssel geben. Mit Salz, Pfeffer und Rosmarin bestreuen, 2 EL Olivenöl dazugeben und alles vermischen. Zum Fleisch legen und 25 Min. im Ofen backen.

3. Die Zucchini und Paprika waschen und in längliche Streifen schneiden. Die Tomaten putzen. Das Gemüse mit 1 EL Olivenöl, Salz, Pfeffer und Oregano mischen.

4. Das Gemüse auf das Backblech zur Hähnchenbrust und den Kartoffeln geben und weitere 20 Min. backen.

5. Nach Ende der Garzeit kontrollieren, ob das Fleisch gar ist. Alles auf einen Teller geben und servieren.

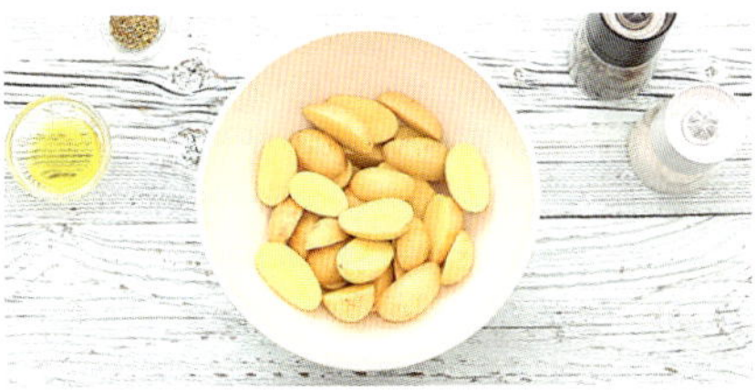

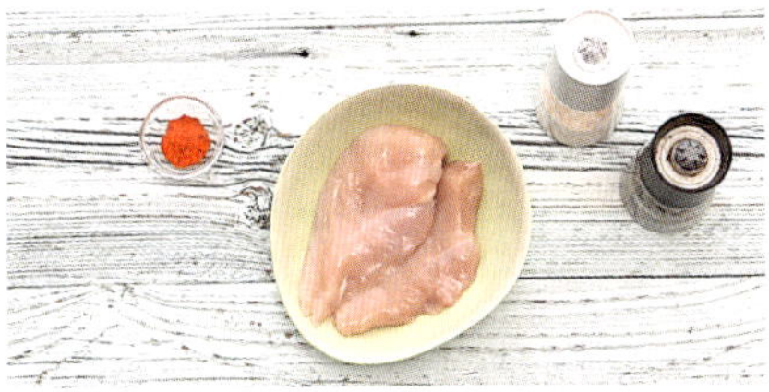

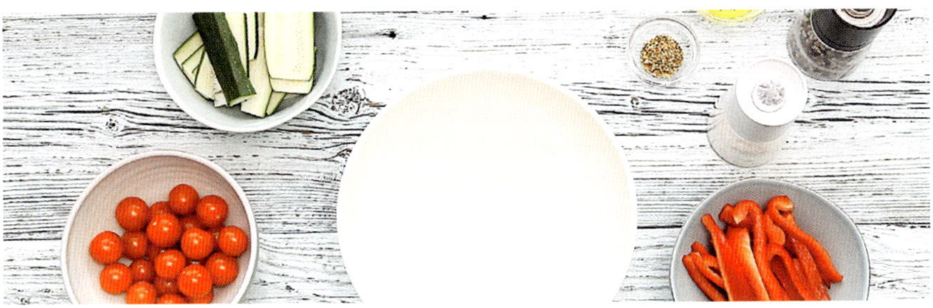

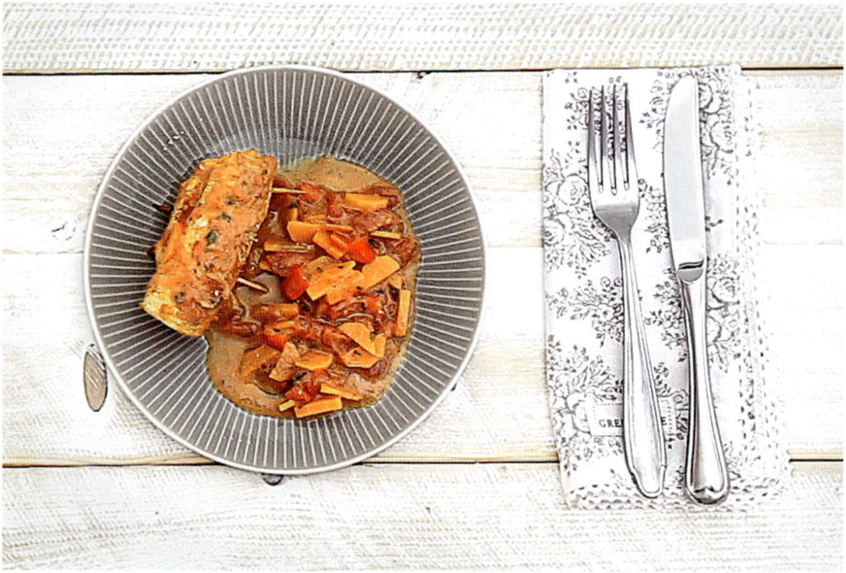

GUT ZU WISSEN:

Pute ist nicht nur ein mageres und kalorienarmes, sondern auch ein gut bekömmliches Fleisch – also bestens für euch geeignet. Es liefert viel Eiweiß, Folsäure und Eisen. Eiweiß und Folsäure sind für eine gesunde Entwicklung des Embryos nötig und Eisen ist wichtig für die Sauerstoffzufuhr und die Blutbildung. Damit das Eisen gut vom Körper aufgenommen werden kann, wird dieses Rezept nicht mit herkömmlicher Sahne, sondern mit einer veganen Sahne, z. B. Soja-Sahne, gekocht. Denn Milchprodukte hemmen die Eisenaufnahme. Stattdessen versorgt dieses Essen euch mit viel Vitamin C aus Tomaten und Paprika, was wiederum die Eisenaufnahme fördert. Die Karotten liefern außerdem Vitamin A – gut für die Entwicklung der Lunge des Babys.

Vitamin A, Vitamin C, Folsäure, Eisen, Eiweiß

Zutaten für 2 Personen:

- 2 Putenschnitzel, dünn geklopft
- 2 bis 3 große Salbeiblätter
- 2 Scheiben Parmaschinken
- 2 Karotten
- 1 rote Paprika
- 300 g stückige Tomaten
- 2 EL Olivenöl
- 2 EL vegane Sahne (z. B. Soja)
- 2 EL fein gehackte Petersilie
- Jodsalz
- frisch gemahlener Pfeffer

SALBEI-PUTENROLLE IM ROTEN BEET

Zubereitung:

1. Die Putenschnitzel abwaschen und dünn klopfen. Den Salbei waschen und trocken tupfen. Die Schnitzel salzen und pfeffern und jeweils mit einem oder zwei Salbeiblättern und einer Scheibe Parmaschinken belegen.
2. Die Putenschnitzel aufrollen und mit Zahnstochern zusammenstecken.
3. Das Fleisch im Öl von allen Seiten anbraten. Danach herausnehmen.
4. Die Karotten waschen, schälen und klein würfeln. Den Paprika ebenfalls waschen und klein würfeln. Die Möhrenwürfel im Bratensatz kurz andünsten, dann den Paprika dazu geben und zum Schluss mit den gestückelten Tomaten ablöschen.
5. Das Fleisch wieder in die Sauce legen und zugedeckt ca. 15 Min. bei geringer Hitze garen.

5. Das Fleisch aus der Sauce herausnehmen. Die Sauce mit Sahne, Petersilie, Salz und Pfeffer abschmecken und mit dem Fleisch servieren.

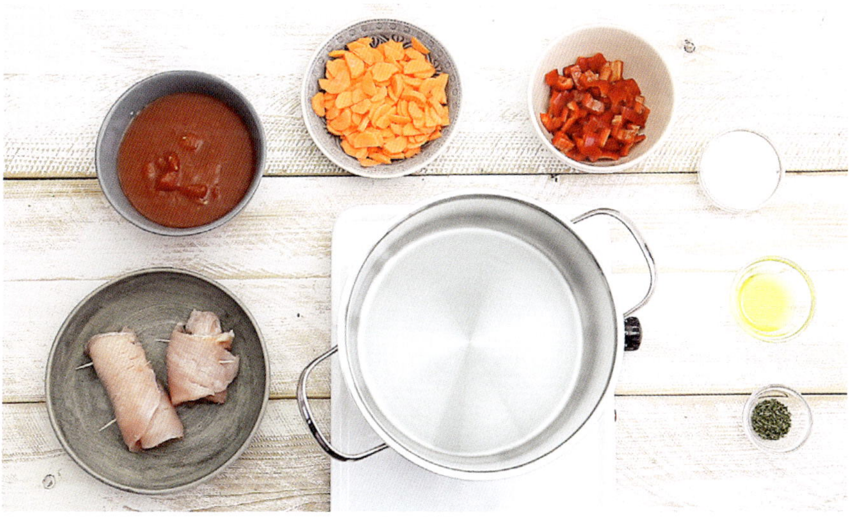

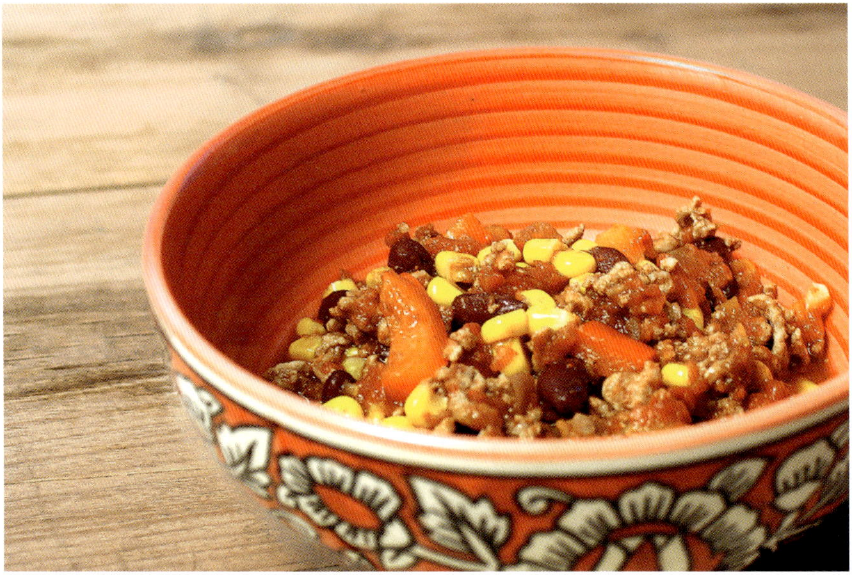

GUT ZU WISSEN:

Fleischgericht mit Kakao? Klingt zuerst merkwürdig, ergibt aber ein leckeres Essen, das schnell zubereitet ist. Der Kakao sorgt für eine herb-süße Note im Chili. Als Hackfleisch nehmt vorzugsweise Rinderhack, da es weniger Fett enthält und die Ausscheidungsorgane des Menschen weniger belastet. Außerdem liefert es viel gesundes Eiweiß und Eisen. Tierisches Eiweiß ist besonders wertvoll, da es im Aufbau dem menschlichen körpereigenen Eiweiß gleicht. Und euer Baby braucht für sein Wachstum viel hochwertiges Eiweiß! Die Eisenaufnahme wird durch Tomaten und Paprika unterstützt, die das dazu notwendige Vitamin C liefern. Damit die Bohnen verträglicher werden, würzen wir mit Kreuzkümmel, welcher blähende Zutaten leichter verdaulich macht.

Vitamin C, Eisen, Eiweiß

Zutaten für 2 Personen:

- 1 Knoblauchzehe
- ½ Zwiebel
- 200 g Rinderhackfleisch
- 2 EL Rapsöl
- 1 Karotte
- 1 Dose stückige Tomaten
- 2 TL Kakaopulver
- Jodsalz
- frisch gemahlener Pfeffer
- 1 TL Chilipulver oder -flocken
- 1 TL Kreuzkümmel
- 1 TL Tomatenmark
- 50 ml Gemüsebrühe
- ½ Paprika
- 1 kleine Dose Mais
- 1 kleine Dose Kidney-Bohnen

CHILI CON CARNE MIT KAKAO

Zubereitung:

1. Knoblauch und Zwiebel fein würfeln. Die Karotte waschen, bei Bedarf schälen, und in kleine Würfel schneiden. Knoblauch und Zwiebel im Öl glasig dünsten. Dann das Hackfleisch dazu geben und anbraten. Wenn das Fleisch fast durch ist, die Karotte dazugeben und ebenfalls kurz mitbraten.

2. Wenn alles fertig angebraten ist, mit den stückigen Tomaten ablöschen. Danach mit Salz, Pfeffer, Kreuzkümmel, Chili und Tomatenmark würzen. Die Gemüsebrühe dazu geben und alles 10 Min. bei mittlerer Hitze einkochen lassen.

3. Den Paprika waschen, entkernen und in kleine Würfel schneiden. Den Paprika ebenfalls zum Chili-Topf geben und etwa 10 Min. mitköcheln lassen.

4. Den Mais und die Kidney-Bohnen abtropfen lassen, die Bohnen zusätzlich abbrausen. Zusammen mit dem Kakaopulver in den Topf geben und kurz mitkochen – fertig.

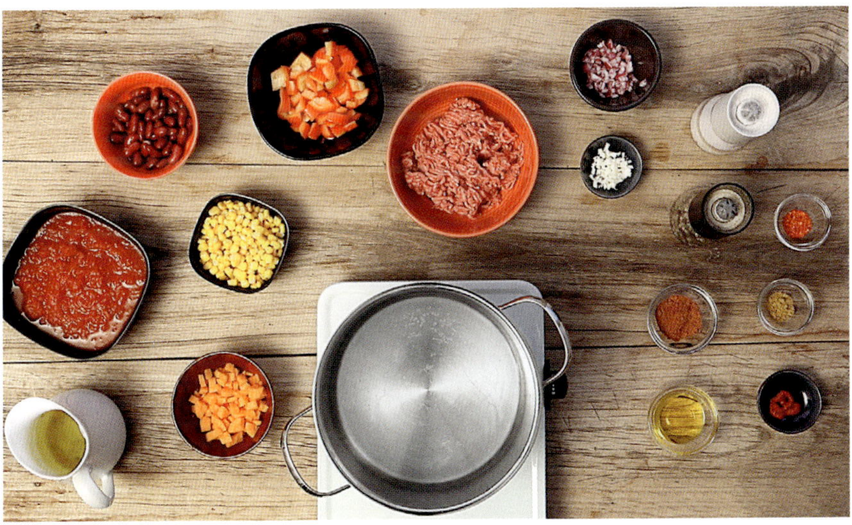

SÜßE SPEISEN

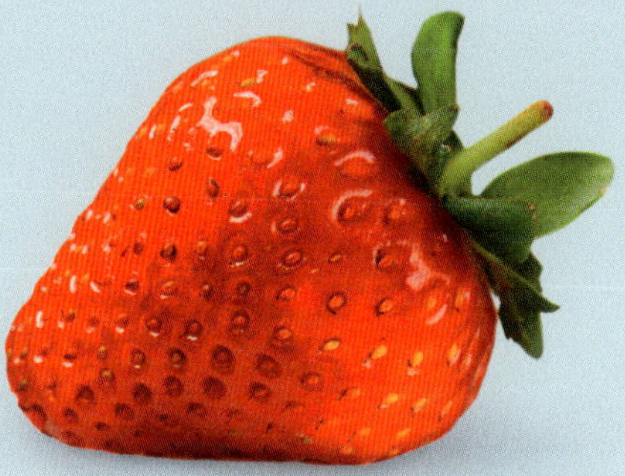

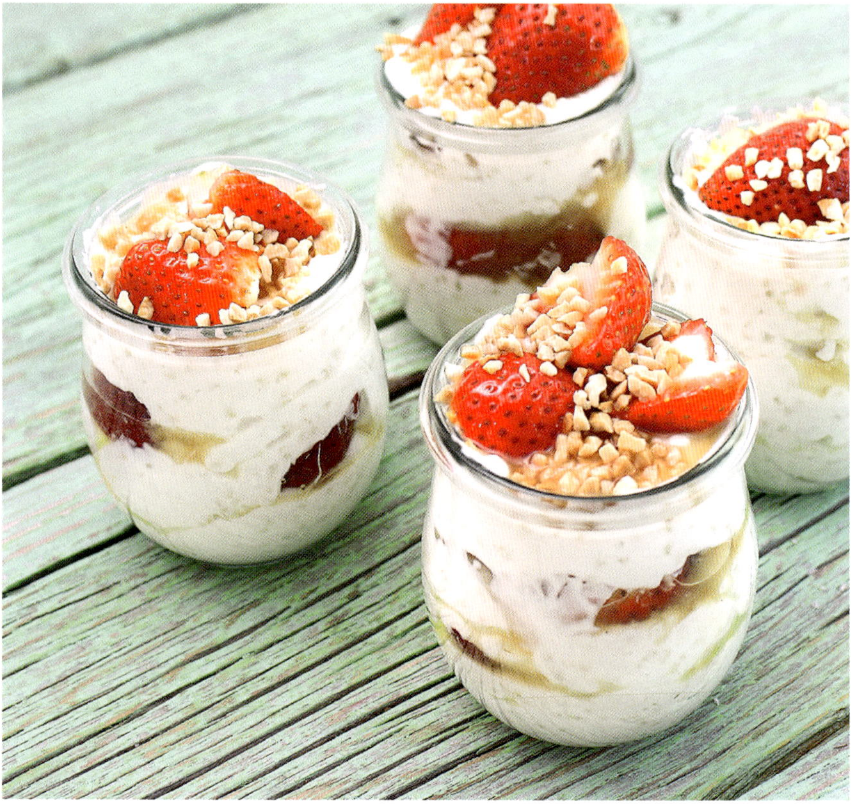

GUT ZU WISSEN:

Süße Nachspeisen sind gesund und lecker? Ja, das geht! Denn Hirse, Milch, Quark und Joghurt liefern wichtige B-Vitamine, während Erdbeeren vollgepackt sind mit Vitamin C und Folsäure. Alle drei Nährstoffe sind essenziell für euch Schwangere, da der Bedarf daran in den neun Monaten höher ist als sonst. Zusätzlicher Bonus: Dieses Rezept kommt ohne industriellen Zucker aus. Honig und Ahornsirup liefern die nötige Süße, bieten aber im Gegensatz zu raffiniertem Zucker wichtige Nährstoffe wie Magnesium und Kalzium.

B-Vitamine, Vitamin C, Folsäure, Kalzium, Magnesium

Zutaten für 2 Personen:

- 75 g Hirse
- 250 ml Milch (Kuh-, Mandel- oder Hafermilch)
- 40 g gehackte Mandeln
- 500 g Quark
- 300 g Joghurt
- 4 EL Honig
- 500 g Erdbeeren
- 2 EL Orangensaft
- 3 EL Ahornsirup
- 1 TL Vanillepulver

HIRSECREME MIT ERDBEEREN

Zubereitung:

1. Die Hirse zusammen mit der Milch aufkochen und bei kleiner Hitze ca. 15 Min. köcheln lassen.
2. Die gehackten Mandeln in einer Pfanne anrösten und anschließend abkühlen lassen.
3. Den Quark mit Joghurt, der Hälfte des Vanillepulvers und Honig cremig rühren. Am Schluss die gekochte Hirse unterrühren.
4. Die Erdbeeren waschen und halbieren. Danach mit Orangensaft, Ahornsirup und dem Rest Vanillepulver marinieren.
5. Abwechselnd Quark und Erdbeeren in Dessertgläser schichten. Zum Schluss mit den restlichen Erdbeeren und Mandeln bestreuen.

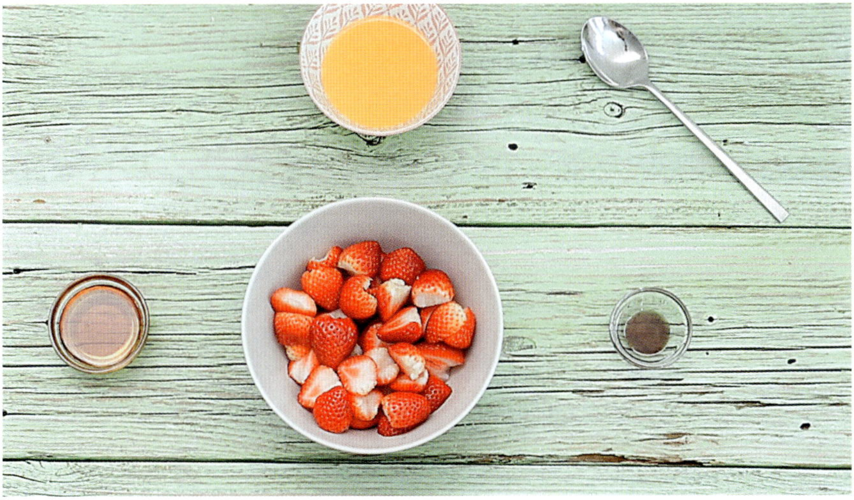

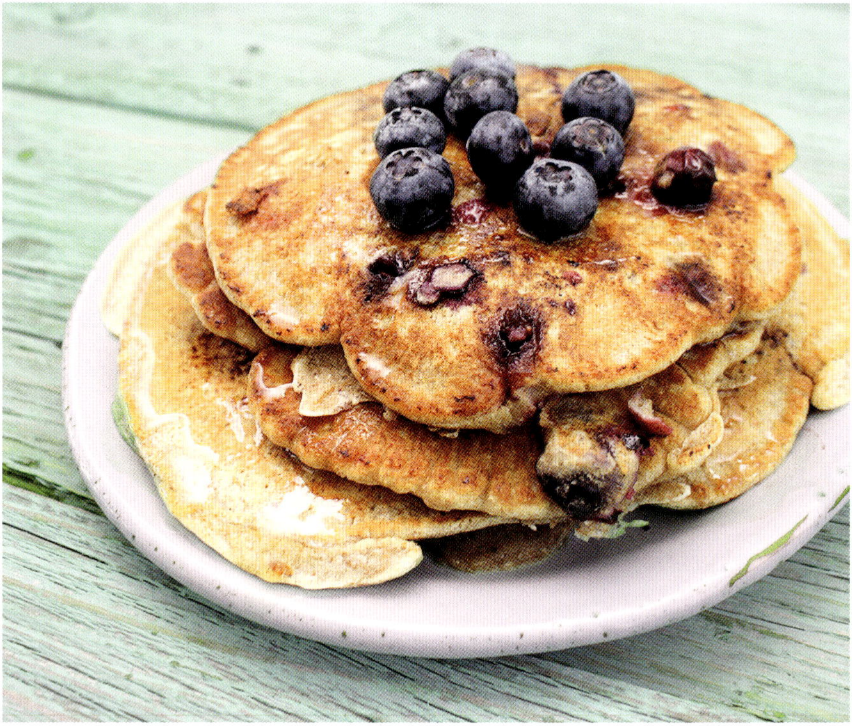

GUT ZU WISSEN:

Pfannkuchen sind eine klassische Süßspeise – egal ob zum Frühstück oder als Nachtisch. Zusammen mit Heidelbeeren und Dinkelmehl wird aus dieser süßen Sünde ein gesundes (und immer noch leckeres) Essen für Schwangere. Denn Heidelbeeren sind ein wahres regionales Superfood! Die kleinen Vitaminbomben enthalten viel Vitamin C, helfen aufgrund ihrer Gerbstoffe bei Magenproblemen, bremsen den Alterungsprozess und stärken das Immunsystem. Dinkelmehl und Milch liefern zudem viel Vitamin B, das an der Zellteilung beteiligt und somit wichtig für das Wachstum des Babys ist.

B-Vitamine, Vitamin C, Kalium, Kalzium

Zutaten für 2 Personen:

- 250 g Dinkelmehl
- 2 TL Weinstein-Backpulver
- 2 Eier
- 2 EL Ahornsirup
- 350 ml Milch
- 100 ml Buttermilch
- 1 Tasse Heidelbeeren
- Kokosöl für die Pfanne
- Ahornsirup und Heidelbeeren zum Servieren

PFANNKUCHEN MIT HEIDELBEEREN

Zubereitung:

1. Das Dinkelmehl und das Weinstein-Backpulver in einer Schüssel vermischen.
2. In einer zweiten Schüssel die Eier mit dem Schneebesen schaumig schlagen. Danach Ahornsirup, Milch und Buttermilch zufügen. Zum Schluss die Mehl-Backpulver-Mischung mit der Eiermilch verrühren und den Teig 10 Min. ruhen lassen.
3. Die Heidelbeeren unter den Teig heben.
4. Etwas Kokosöl in eine Pfanne geben und erhitzen. Etwa eine Schöpfkelle Teig in die heiße Pfanne gießen und nacheinander die Pfannkuchen braten. Die Pfanne dabei immer wieder nachfetten. Sobald sich Blasen an der Teigoberfläche bilden, kann der Teig gewendet werden.
5. Die fertigen Pfannkuchen mit Ahornsirup und Heidelbeeren garnieren.

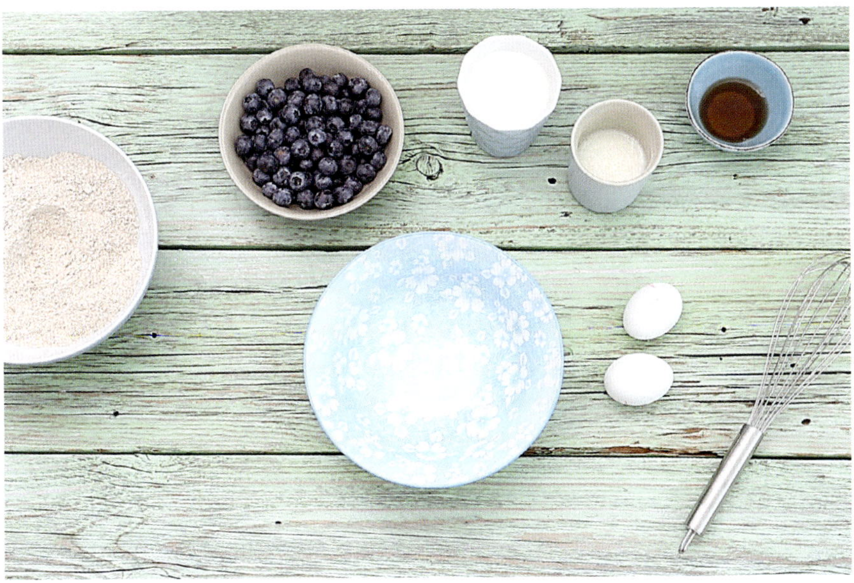

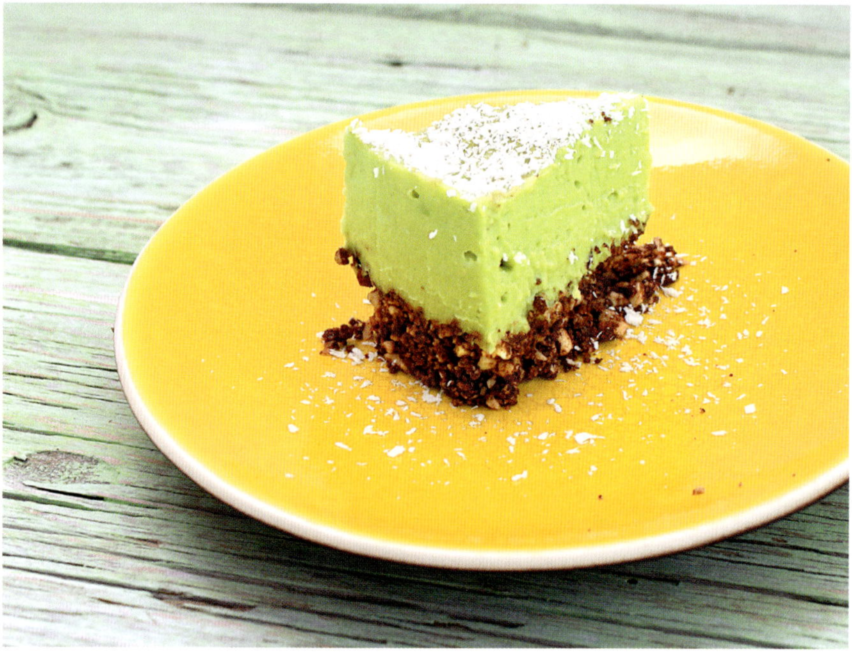

GUT ZU WISSEN:

Eine Torte aus Avocados? Was erst einmal seltsam klingt, entpuppt sich als einer der leckersten, süßesten und gleichzeitig nahrhaftesten Kuchen überhaupt. Denn Zutaten wie Avocados, Mandeln und Datteln sind voll mit wichtigen Nährstoffen wie Omega-3-Fettsäuren, B-Vitaminen und Vitamin C. Mandeln enthalten außerdem viel Magnesium und Kalzium. Das Bemerkenswerte daran ist, dass Mandeln beide Nährstoffe im richtigen Verhältnis zueinander enthalten und der Körper sie so besonders gut aufnehmen kann. Übrigens: Schwangere Frauen, die kurz vor der Geburt stehen und täglich sechs Datteln essen, haben es bei der Entbindung leichter, besagt eine jordanische Studie.

B-Vitamine, Vitamin C, Kalzium, Magnesium

Zutaten für eine runde Kuchenform (Ø 18 cm):

Für den Boden:

- 130 g Mandeln
- 50 g Kokosraspel
- 30 g Kakaopulver
- 180 g entsteinte Datteln
- 3 EL zerlassenes Kokosöl (plus etwas mehr für die Form)

Für die Creme:

- 5 mittelgroße Avocados
- 9 Limetten
- 180 ml Ahornsirup
- 180 ml zerlassenes Kokosöl

LIMETTEN-AVOCADO-CREMETORTE

Zubereitung:

1. Den Backofen auf 150 °C Umluft vorheizen. Die Mandeln und Kokosraspel auf ein mit Backpapier ausgelegtes Backblech legen und 7 bis 8 Min. im Ofen rösten.

2. Die gerösteten Mandeln und die Kokosraspel zusammen mit Kakaopulver, Datteln und Kokosöl in einer Küchenmaschine zu einer krümeligen Masse verarbeiten.

3. Eine runde Kuchenform mit Kokosöl fetten, die Bodenmischung hinein geben und mit der Rückseite eines Löffels festdrücken. Die Form danach in den Kühlschrank stellen.

4. Avocados schälen, entkernen und in Stücke schneiden. Die Limetten auspressen und zusammen mit den Avocados, Ahornsirup und Kokosöl glatt pürieren. Je nach Geschmack und Konsistenz mehr Limettensaft oder Ahornsirup dazugeben.

5. Die Kuchenform wieder aus dem Kühlschrank nehmen und die Füllung darauf verteilen. Die Form anschließend abdecken und mindestens 3 Stunden in den Kühlschrank stellen.

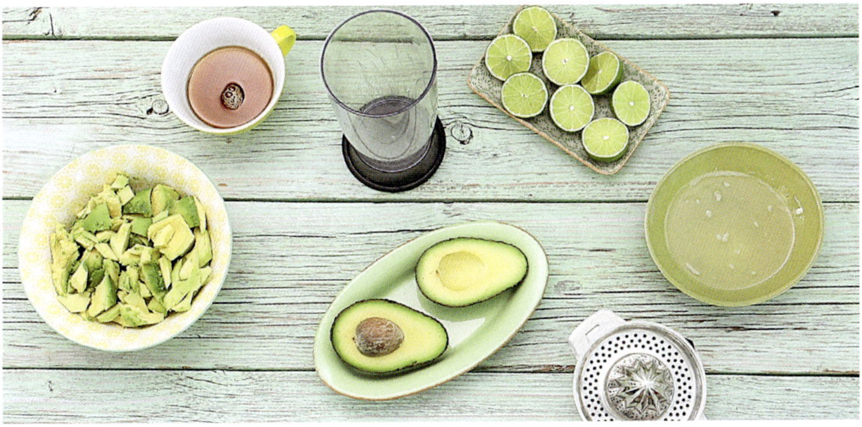

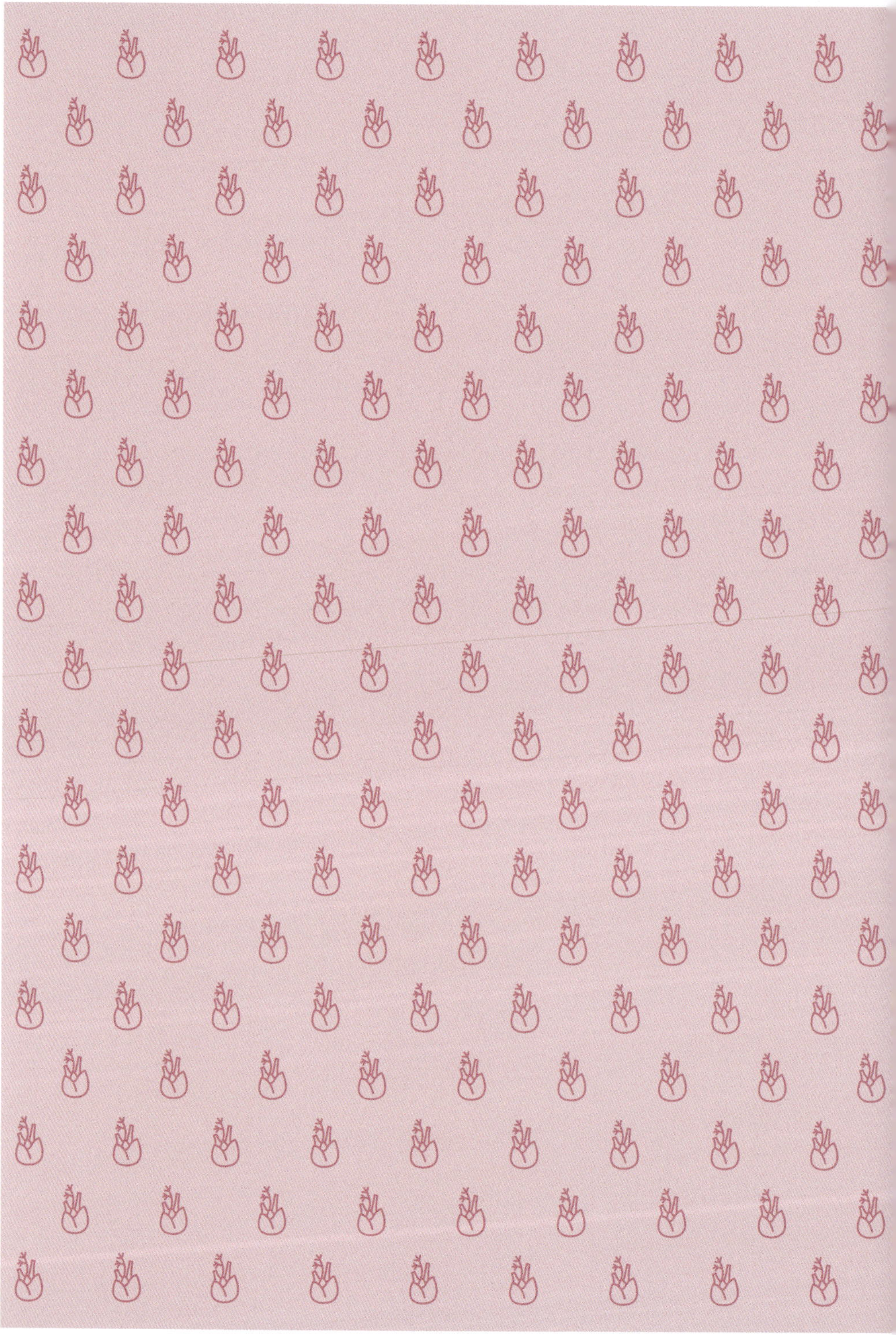

VERDAUUNG IN DER SCHWANGERSCHAFT

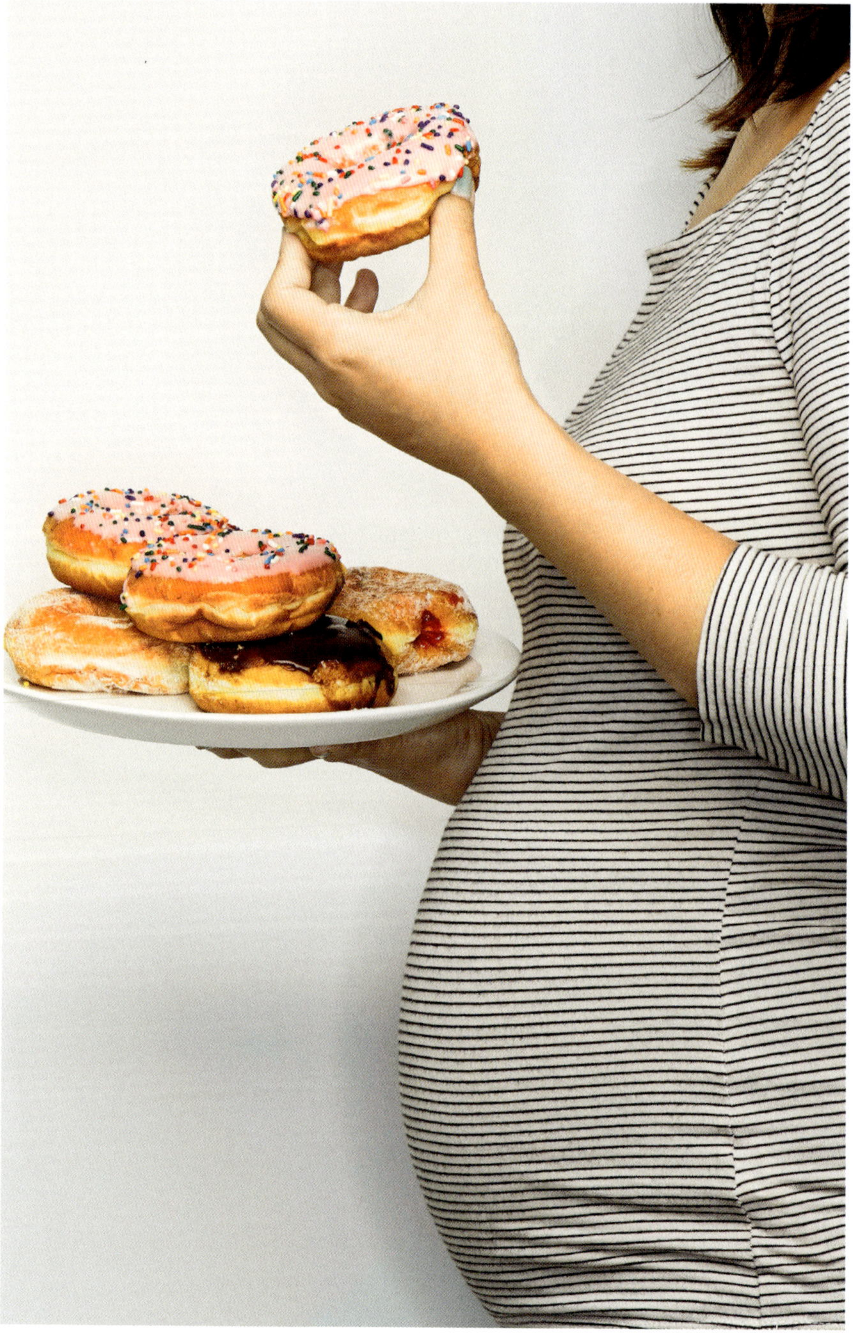

JETZT GEHT ES RUND!

Ich glaube kaum, dass es eine Schwangere gibt, die ohne mehr oder minder ausgeprägte Verdauungsbeschwerden durch die neun Monate kommt. Ich war da keine Ausnahme. Im letzten Teil meines E-Books erfahrt ihr, warum das so ist, welche Probleme die häufigsten sind und was ihr dagegen tun könnt. Dazu ordnet Dr. med. Christian Matthai, Facharzt für Gynäkologie und Geburtshilfe (Spezialgebiet Endokrinologie), Ernährungs-, Sport- und Orthomolekularmediziner (www.matthai.at), für euch ein, ab welchem Beschwerdegrad ihr ärztlichen Rat einholen solltet.

Und darum geht es hier nicht: wie ihr mit akuten Magen-Darm-Infekten, chronischen Beschwerden wie dem Reizdarm- oder Reizmagen-Syndrom, Morbus Crohn, Colitis ulcerosa usw. in der Schwangerschaft umgehen könnt – dazu befragt ihr bitte einen Arzt oder eine Ärztin.

SO FUNKTIONIERT VERDAUUNG GENERELL ...

Ob schwanger oder nicht, unsere Verdauung beginnt schon im Mund mit dem ersten Bissen. Beim Kauen spalten Enzyme aus dem Speichel Kohlenhydrate auf und dann geht die Reise weiter in den Magen. Da dieser aggressive Salzsäure für den Nahrungsbrei bereithält, die nicht in die Speiseröhre gehört, wird er normalerweise durch den Mageneingang verschlossen. Die Salzsäure tötet Krankheitserreger und säuert den Brei an, Verdauungsenzyme verdauen und Nebenzellen sorgen dabei für alkalischen Schleim, um die Magenwände vor der Säure zu schützen. Am schnellsten passieren Flüssigkeiten den Magen, am längsten hat er an fetten Speisen, wie z. B. Gänsebraten, zu kauen – so etwas nennt man dann schwer verdauliche Kost.

Durch den Magenpförtner kommt die Nahrung dann in den Zwölffingerdarm und wird anschließend im Dünndarm weiter zerlegt, auch mit Hilfe der Gallenflüssigkeit und von Enzymen der Bauchspeicheldrüse. Im Dünndarm werden übrigens die Nährstoffe der Speisen wie Vitamine, Mineralstoffe, Fette, Kohlenhydrate und Eiweiße aufgenommen und zur Leber weitertransportiert – danach erst gelangt alles an seinen Bestimmungsort im Körper. Das, was der Dünndarm nicht braucht, landet nun im Dickdarm – und auch dieser greift Nährstoffe ab sowie Wasser. Der Dickdarm ist bewohnt von vielen Millionen Mikroorganismen, der sogenannten Darmmikrobiota (früher Darmflora). Die kümmert sich um die Ballaststoffe und freut sich, wenn sie möglichst viele davon bekommt, die sie u.a. zur inneren „Darmpflege" benötigt. Sie produziert aber auch selber gesunde Fettsäuren und Vitamine. Und zuletzt hat der Mastdarm (Rectum) noch die Aufgabe, dem Stuhl Wasser zu entziehen und ihn durch den After hinauszulassen.

Das habe ich jetzt alles sehr vereinfacht erklärt und so, wie es bei normalen, gesunden Menschen ablaufen sollte. Unser Magen-Darm-Trakt ist nämlich wirklich ein hochinteressantes Wunder und noch längst nicht vollständig erforscht, vor allem weil er weitaus mehr Aufgaben hat, als nur die Nahrung zu verarbeiten und zu verwerten…

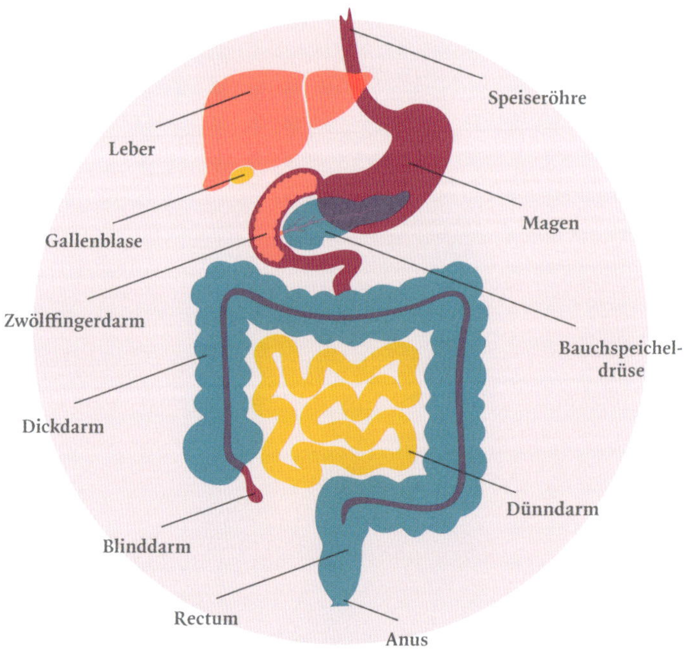

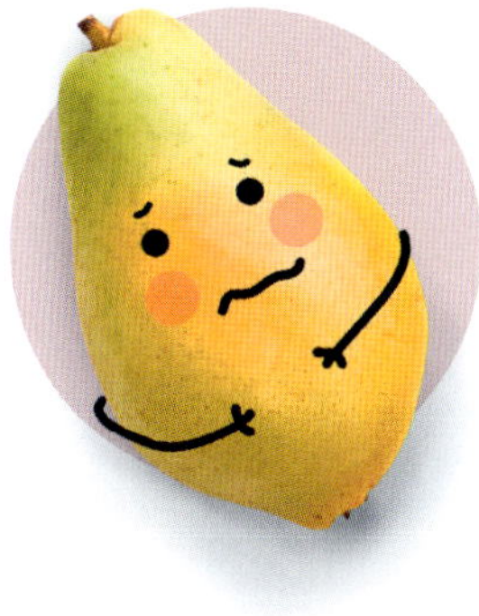

DAS IST ANDERS MIT BABY IM BAUCH

In der Schwangerschaft wächst im Bauch ein Baby heran und nimmt den Organen, die normalerweise genug Raum haben um ihre Aufgaben erfüllen zu können, nach und nach immer mehr Platz weg. Die Hormone Progesteron und Östrogen sorgen für eine in der Schwangerschaft gewollte „Auflockerung" des Gewebes, um die Geburtswege auf die vaginale Entbindung vorzubereiten. Dadurch werden auch die automatischen und für die Verdauung notwendigen Darmbewegungen (Peristaltik) schwächer und langsamer. Auch der Geruchs- und Geschmackssinn verändert sich teilweise. Durch diese Veränderungen können unangenehme Symptome entstehen.

TYPISCHE VERDAUUNGSPROBLEME IN DER SCHWANGERSCHAFT

Es gibt keine Patentrezepte für alle Beschwerden, dafür sind Schwangere einfach zu individuell und ihre Beschwerdevariationen nicht minder. Die gute Nachricht: Es ist durchaus möglich, dass unter einigen der folgenden Tipps welche dabei sind, die auch euch konkret helfen können. Probiert es doch einfach mal aus. Und noch etwas: Die Beobachtung des eigenen Körpers ist oft die halbe Miete. Achtet darauf, wann und nach welchen Speisen oder Tätigkeiten Beschwerden auftreten. Kommen die öfter vor, wisst ihr genau, was ihr in Zukunft anders machen müsst, um Problemen vorzubeugen.

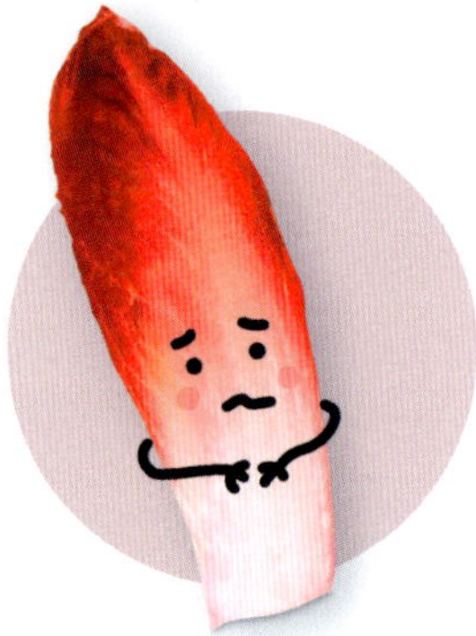

ÜBELKEIT UND ERBRECHEN IN DER SCHWANGERSCHAFT

Damit hatte ich zum Glück in keiner der beiden Schwangerschaften zu tun, mir war in den ersten Monaten nur mal leicht übel oder ich hatte so ein komisches flaues Gefühl im Magen, was immer durch Essen wieder besser wurde. Bei anderen Schwangeren kann das aber ganz andere Ausmaße annehmen und wochenlang alles überschatten – leider oft ohne Verständnis und Einfühlungsvermögen seitens des direkten Umfelds der Schwangeren.

Übelkeit und Erbrechen: Mögliche Ursachen

Übelkeit, ein flauer Magen, Erbrechen und auch mal Schwindel sind häufig erste Anzeichen für eine Schwangerschaft und wohl genetisch, hormonell und stoffwechselbedingt, aber so ganz genau weiß man das noch nicht. Es wird auch vermutet, dass eine anfängliche Schwangerschaftsübelkeit eine von der Natur gewollte Maßnahme darstellt, um die Kalorienzufuhr einzuschränken. Eine reduzierte Kalorienzufuhr wirkt sich wohl günstig auf die Entwicklung der Plazenta aus. Rund 50 Prozent aller Schwangeren leiden an Übelkeit und Erbrechen in der Frühschwangerschaft, etwa 25 Prozent nur an Übelkeit. Meistens verschwinden die Symptome bei 60 Prozent am Ende des 1. Trimesters wieder, in 20 Prozent spätestens bis zur 20. Schwangerschaftswoche. Manche Schwangere haben jedoch das Pech, zu den 0,2 bis zwei Prozent der Frauen zu gehören, bei denen die Beschwerden sehr heftig ausfallen, man spricht dann von Hyperemesis gravidarum. Diese Frauen müssen ständig erbrechen, dehydrieren dadurch und verlieren Gewicht. Hyperemesis gravidarum ist der häufigste Grund für einen Krankenhausaufenthalt vor der 20. Schwangerschaftswoche.

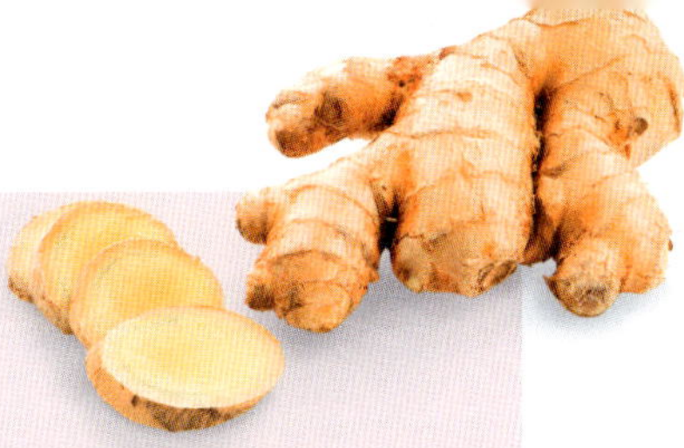

CHECKLISTE:
6 TIPPS GEGEN ÜBELKEIT

1. Bei Morgenübelkeit schon im Bett etwas essen und trinken, z. B. etwas Zwieback oder ein Stück trockenes Brot.

2. Kleine Mengen Nahrung sind oft besser verträglich, also lieber öfter, aber dafür weniger essen.

3. Auswärts immer ein „Notbrot“ dabei haben, sodass ihr stets einen Bissen parat habt, wenn euch wieder flau wird.

4. Viel trinken, um den durch Erbrechen verursachten Flüssigkeitsverlust auszugleichen.

5. Lebensmittel mit Bitterstoffen wie z. B. Chicorée und Radicchio können helfen.

6. Sehr fettiges Essen löst bei einigen Schwangeren Übelkeit aus.

Dr. Matthai: Übelkeit, ein flauer Magen, Erbrechen und auch mal Schwindel sind häufig erste Anzeichen für eine Schwangerschaft und wohl genetisch, hormonell und stoffwechselbedingt. Es wird auch vermutet, dass eine anfängliche Schwangerschaftsübelkeit eine von der Natur gewollte Maßnahme darstellt, um die Kalorienzufuhr einzuschränken.

HEISSHUNGER UND APPETITLOSIGKEIT IN DER SCHWANGERSCHAFT

Euer gewohntes Essverhalten kann in der Schwangerschaft gewaltig durcheinander geraten – manche Sachen mögt ihr auf einmal nicht mehr, auf andere wiederum habt ihr plötzlich unglaublich Lust. Besonders im ersten Schwangerschaftsdrittel haben einige Frauen häufig Heißhungerattacken oder leiden an Appetitlosigkeit. Bei mir war beides gelegentlich vorhanden, aber nicht auffällig stark ausgeprägt.

Meine Vorlieben und Abneigungen habe ich als Zeichen meines Körpers gewertet und so gut es ging auf ihn gehört. Natürlich nicht, wenn er mir signalisierte, dass ich dringend eine Tüte Gummibärchen brauchte, gefolgt von Chips, Kuchen und Eis. Denn dann wollte er Energie haben und die konnte ich ihm auch in gesünderer Form zuführen. Damit war er in der Regel zufrieden. Und gegen die eben genannten Snacks ist ab und zu in geringen Maßen auch nichts einzuwenden.

Heißhunger und Appetitlosigkeit: Mögliche Ursachen

In der Schwangerschaft ist Heißhunger meist die Folge eines niedrigen Blutzuckerspiegels, welcher durch die bei Schwangeren erhöhte Insulinproduktion entstehen kann. Experten vermuten zudem, dass die Lust auf bestimmte Speisen anzeigt, welche Nährstoffe der Körper gerade besonders benötigt. Appetitlosigkeit hingegen wird in der ersten Zeit hauptsächlich mit der Schwangerschaftsübelkeit in Verbindung gebracht, später dann damit, dass das Baby auf den Magen drückt und die Frauen deshalb den Appetit verlieren können.

> **Dr. Matthai:** Wenn Frauen deutlich abnehmen durch anhaltende Appetitlosigkeit, sollten sie ihren Arzt oder ihre Ärztin aufsuchen.

CHECKLISTE:
5 TIPPS GEGEN HEISSHUNGER ODER APPETITLOSIGKEIT

1. Bei einer „Heißhungerattacke“ umgehend etwas Gesundes essen, z. B. einen Apfel oder eine ballaststoffreiche Zwischenmahlzeit, etwa eine Scheibe Vollkornbrot oder -knäcke.

2. Auch Kräutertee kann Heißhunger abmildern.

3. Mehrere kleinere Mahlzeiten, über den Tag verteilt, helfen Heißhunger vorzubeugen und als Snack sind Gemüse, Obst und Nüsse gut geeignet.

4. Auch bei Appetitlosigkeit hilft es, mehrere kleinere Mahlzeiten am Tag zu verzehren und das Essen angenehm zu gestalten, sei es mit netter Gesellschaft oder ganz gemütlich mit einem Buch oder Film.

5. Wenn euch Appetitlosigkeit plagt, lasst so lange verschiedene Speisen vor eurem inneren Auge vorbeiziehen, bis etwas dabei ist, worauf ihr Lust verspürt, das hat bei mir gut funktioniert.

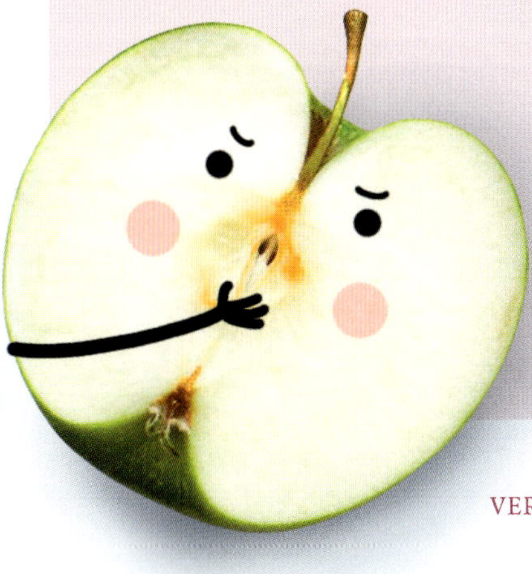

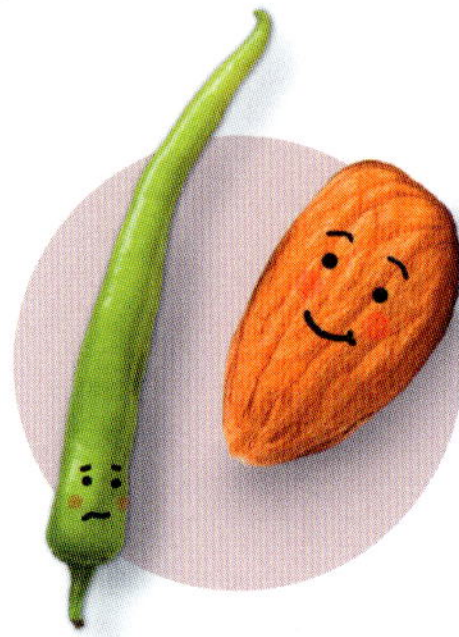

SODBRENNEN IN DER SCHWANGERSCHAFT

Ich hatte kaum Sodbrennen in der Schwangerschaft, aber kenne genug Frauen, die sehr darunter gelitten haben – Tag und Nacht. Eine Freundin z. B. konnte nur noch halb im Sitzen schlafen.

Sodbrennen: Mögliche Ursachen

Spätestens in der zweiten Schwangerschaftshälfte bekommen viele Frauen Sodbrennen mit Schmerzen im Hals, Magendrücken, Völlegefühl und saurem Aufstoßen. Grund ist der Druck auf den Magen durch den wachsenden Uterus im Bauchraum. Die Hormone Progesteron und Östrogen sorgen dafür, dass sich das Gewebe auflockert, um den Körper auf die Geburt vorzubereiten, wodurch die Spannung vieler Muskeln herabgesetzt wird – das betrifft auch den ringförmigen Muskel am Mageneingang. So kommt es, dass die Magensäure leichter in die Speiseröhre zurückfließen kann – und das brennt, denn sie kann sich nicht wie der Magen vor dem „Säureangriff" schützen.

Dr. Matthai: Sodbrennen ist in der Regel nicht gefährlich, nur unangenehm. Wenn die Beschwerden jedoch zu sehr belasten, sollten Frauen mit ihrem Arzt oder ihrer Ärztin sprechen, da Sodbrennen durch verschiedene Maßnahmen und/oder geeignete pflanzliche Präparate meist gut in den Griff zu bekommen ist.

CHECKLISTE: 7 TIPPS GEGEN SODBRENNEN

1. Achtet darauf, nach welchen Speisen oder Getränken ihr Sodbrennen bekommt, z. B. durch scharfe, schwer verdauliche, stark fett-, zucker-, oder säurehaltige Speisen? Oder durch Kaffee oder Kohlensäure? Diese Lebensmittel sollet ihr dann mal einige Zeit meiden ...

2. Große, üppige Mahlzeiten durch mehrere kleine ersetzen.

3. Fenchel-, Melissen- oder Kamillentee eine halbe Stunde nach dem Essen trinken.

4. Mandeln und Haferflocken binden überflüssige Säure, bei Beschwerden also z. B. zwei bis drei Mandeln so lange kauen, bis ein geschmackloser Brei entstanden ist.

5. Nicht direkt nach dem Essen hinlegen und wenn, dann mit erhöhtem Oberkörper.

6. Schlafen mit erhöhtem Oberkörper verhindert ein Aufsteigen der Magensäure.

7. Heilerde, z. B. aus dem Drogeriemarkt, der Apotheke oder dem Reformhaus. Sprecht die Einnahme (auch Dauer und Dosis) aber vorher bitte mit eurer Gynäkologin oder eurem Gynäkologen oder eurer Hebamme ab.

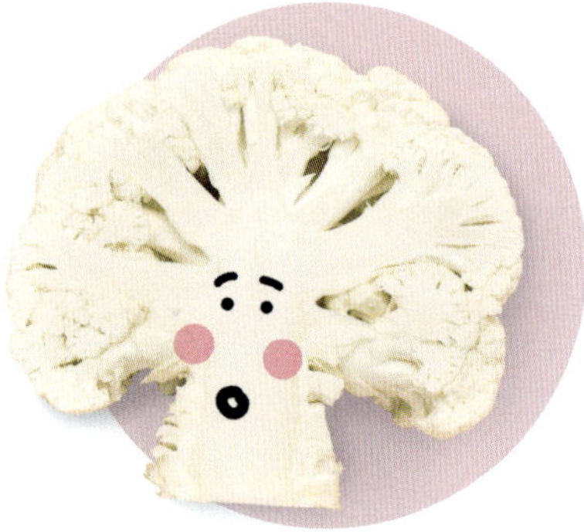

VÖLLEGEFÜHL UND BLÄHUNGEN IN DER SCHWANGERSCHAFT

Der gesamte Bauchbereich fühlt sich übervoll und aufgeblasen an, selbst wenn die Nahrungsportionen eher klein waren. Betroffene müssen häufig Winde lassen und die Luft im Bauch verursacht mitunter sogar Schmerzen. Ich hatte vor allem im letzten Trimester der Schwangerschaften nach den Mahlzeiten auch oft das Gefühl zu platzen, das war wirklich wahnsinnig unangenehm.

Geholfen haben mir auch Tabletten mit dem Wirkstoff „Simeticon", die ich genommen habe, wenn es besonders fies wurde. Diese sind laut der Datenbank Embryotox unbedenklich für Schwangere. Solltet ihr die ebenfalls nehmen wollen, sprecht das aber bitte vorab unbedingt mit eurer Gynäkologin oder eurem Gynäkologen ab.

Völlegefühl und Blähungen: Mögliche Ursachen

Auch hier ist in der Regel die veränderte Hormonlage der Übeltäter. Durch die verlangsamten Darmbewegungen kann die Nahrung zu lange im Magen verweilen. Durch chemische Abbauprozesse können dann Gase entstehen, die den Magen aufblähen. Er müsste sich nun ausdehnen, um Platz für Gase und Mageninhalt zu schaffen, aber das verhindert das Baby mit seinen auch nicht gerade bescheidenen Platzanforderungen. Der Magen ist also im wahrsten Sinne zu voll. Die aufgestauten Gase gelangen nun entweder durch Aufstoßen oder durch Blähungen nach draußen.

CHECKLISTE: 6 TIPPS GEGEN BLÄHUNGEN UND VÖLLEGEFÜHL

1. Versucht zunächst heraus zu bekommen, welche Lebensmittel bei euch Blähungen und Völlegefühl verursachen. Oder ist es die Art und Weise, wie ihr esst – also z. B. gehetzt oder zu viel auf einmal? Oder die Art, wie ihr die Lebensmittel verzehrt, z. B. roh?

2. Generell gelten einige Lebensmittel als blähend wie z. B. kohlensäurehaltige Getränke, Hülsenfrüchte sowie Kohl- und Lauchgemüse.

3. Weniger auf einmal essen, dafür häufiger. Gründlich und gut kauen, langsam und in Ruhe.

4. Viel trinken und auf genug Bewegung achten ist immer wichtig, bei allen Verdauungsproblemen.

5. Hausmittel wie Fenchel, Anis, Kümmel (als Tee) helfen oft, Blähungen zu mildern.

6. Bei Bauchweh ganz sanftes Massieren des Bauches im Uhrzeigersinn, Wärmflasche auflegen (aber nicht zu heiß).

Dr. Matthai: Wenn die Beschwerden wirklich sehr stark und z. B. häufig mit Schmerzen verbunden sind, empfehle ich einen Besuch beim Arzt.

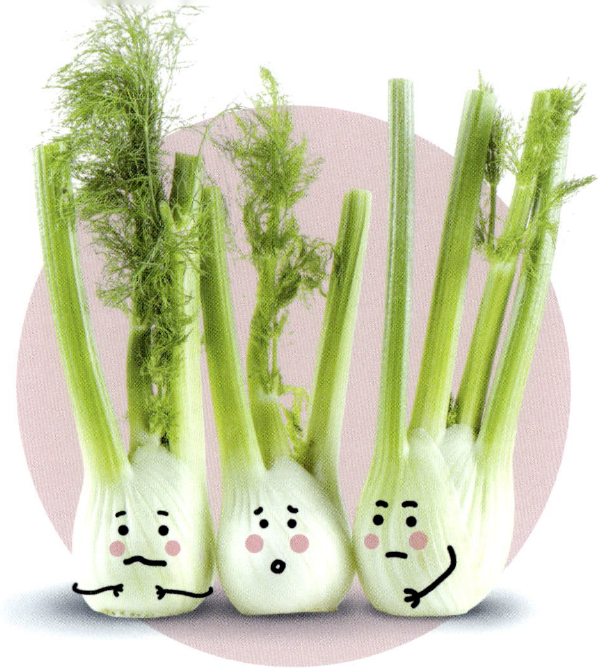

VERSTOPFUNG IN DER SCHWANGERSCHAFT

Die „Stuhlgewohnheiten“ sind etwas sehr Individuelles, also auch, ab wann jemand „verstopft“ ist oder nicht. Von Verstopfung wird gesprochen, wenn man seltener als zwei Stuhlentleerungen in der Woche hat, dabei oft ein Völle- oder Druckgefühl im Unterbauch spürt, verbunden mit Blähungen, und auch mal unter Bauchschmerzen leidet.

Damit hatte ich auch gelegentlich zu tun, vor allem, als ich in meiner zweiten Schwangerschaft vorzeitiger Wehen wegen drei Wochen im Krankenhaus lag und den schrecklichen Kaffee dort nicht trinken mochte. Denn mein Darm ist schon ein bisschen an Koffein gewöhnt, muss ich zugeben.

Neben den üblichen Tipps wie genug trinken, ballaststoffreich essen und viel bewegen (was ich ja leider nicht durfte), hat mir noch der Rat einer Physiotherapeutin geholfen, die meine Nacken-Verspannungen im Krankenhaus behandelt hat. Sie sagte, die natürlichste Stellung beim Stuhlgang wäre die Hocke und daher solle

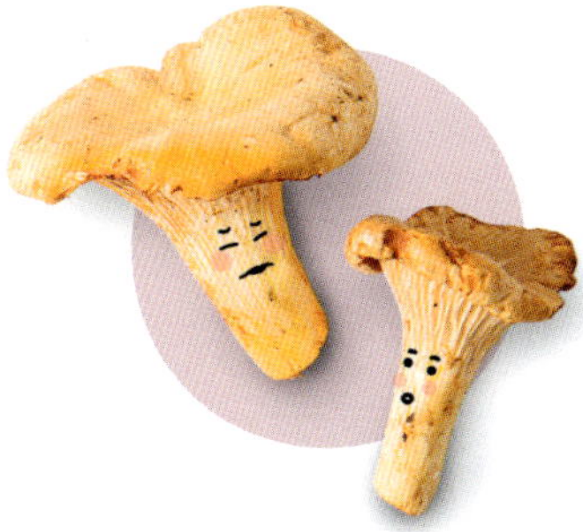

ich doch meine Füße auf einen Hocker stellen, wenn ich auf dem Klo sitze. Und siehe da, es klappte definitiv besser. Das mache ich daher bis heute so und kann es nur weiter empfehlen, egal ob man unter einem trägen Darm leidet oder nicht.

Übrigens: Verstopfung kann sich in der Schwangerschaft auch mal mit Durchfall abwechseln – die körperlichen Veränderungen, eine Ernährungsumstellung oder auch seelische Belastungen wirken sich oft unterschiedlich auf den Magen-Darm-Bereich aus.

Verstopfung: Mögliche Ursachen

Viele Frauen leiden in der Schwangerschaft mehr oder weniger lange an Darmträgheit. Der Grund ist, dass der Darm immer weniger Platz hat, weil das wachsende Kind im Bauch nach und nach die Organe verdrängt. Die hormonelle Umstellung sorgt gleichzeitig mit der Auflockerung des Gewebes für die Entspannung der Muskulatur, wodurch auch die automatischen und für die Verdauung notwendigen Darmbewegungen (Peristaltik) schwächer werden. Zudem braucht der Körper mehr Wasser, welches dann dem Verdauungsvorgang fehlt. Auch die Einnahme von Eisenpräparaten kann Beschwerden wie Verstopfung nach sich ziehen.

> **Dr. Matthai:** Bei starken Beschwerden (z. B. weniger als zweimal Stuhlgang in der Woche oder sehr harter Stuhl) oder wenn Frauen unsicher sind, ob etwaige Bauchschmerzen mit dem Baby zu tun haben könnten, sollten sie ihren Arzt aufsuchen.

CHECKLISTE:
13 TIPPS GEGEN VERSTOPFUNG

1. Auch hier lautet mein erster Rat, darauf zu achten, ob ihr einen Zusammenhang zwischen bestimmten Lebensmitteln oder Verhaltensweisen (z. B. zu wenig Trinken, Stress, Bewegungsmangel) und eurer Verstopfung bemerken könnt.

2. Häufig und regelmäßig bewegen ist das A und O für eine geregelte Verdauung.

3. Ein großes Glas mit lauwarmem Wasser direkt nach dem Aufstehen und jeweils vor den Mahlzeiten trinken.

4. Generell viel Flüssigkeit zu euch nehmen, zwei bis drei Liter am Tag.

5. Obst, Gemüse und Vollkorn liefern die nötigen Ballaststoffe, dabei immer gut und gründlich kauen, Weißmehlprodukte und Süßes eher meiden.

6. Beim Stuhlgang in die Hockstellung gehen, indem ihr einen niedrigen Hocker unter eure Füße stellt.

7. Gesäuerte Milchprodukte wie Kefir, Butter- oder Schwedenmilch, Sauerkraut, Sauerkrautsaft, milchsauer vergorenes bzw. fermentiertes Gemüse und Kanne-Brottrunk unterstützen eine geregelte Verdauung.

8. Einige Gynäkologen und Hebammen empfehlen auch höher dosiertes Magnesium gegen Darmträgheit, sprecht die Einnahme

(auch Dauer und Dosis) aber vorher bitte mit eurer Gynäkologin oder eurem Gynäkologen oder eurer Hebamme ab. Das Magnesium wird dann zu den Mahlzeiten eingenommen.

9. Milchzucker regt ebenfalls den Darm an, entweder als Edelweiß-Milchzucker oder in Form von Lactulose-Sirup aus der Apotheke (rezeptfrei), sprecht die Einnahme (auch Dauer und Dosis) aber vorher bitte mit eurer Gynäkologin oder eurem Gynäkologen oder eurer Hebamme ab.

10. Leinsamen frisch schroten lassen (z. B. im Reformhaus), denn der fertig geschrotete ist oft schon ranzig und dann nicht mehr gesund. Täglich 1–2 EL in Wasser einweichen und wenn er aufgequollen ist, mit etwas Joghurt und frischem, kleingeschnittenem Obst essen.

11. Täglich ein paar eingeweichte Trockenpflaumen verzehren, z. B. ins Müsli oder zum Joghurt mit Leinsamen.

12. Auch Flohsamenschalen-Pulver aus der Apotheke kann sanft abführend wirken, bitte nach der genauen Dosierung fragen.

13. Bei wirklich starken Beschwerden ist auch mal ein Mikroklistier erlaubt, das nach 5–20 Minuten den Darm zuverlässig und schonend entleert. Da dies aber auch Wehen auslösen kann, solltet ihr bitte bei eurem Gynäkologen oder eurer Gynäkologin oder Hebamme grünes Licht einholen!

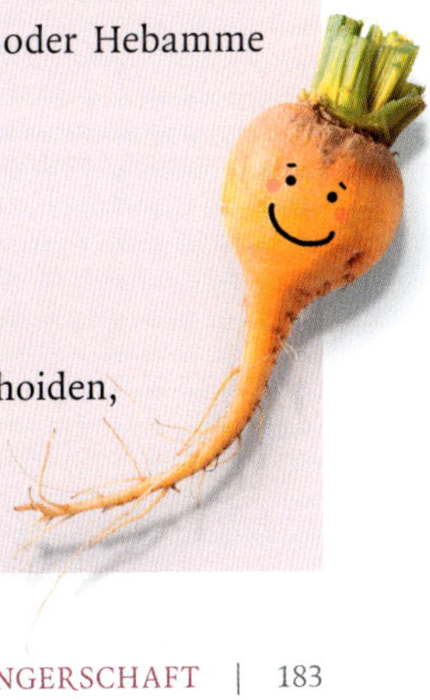

GUT ZU WISSEN:

Übrigens: Starkes Pressen auf dem Klo fördert Hämorrhoiden, aber löst in der Regel keine Wehen aus.

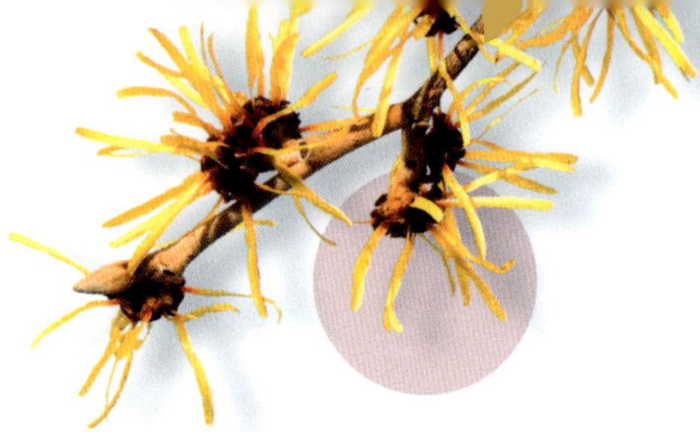

HÄMORRHOIDEN IN DER SCHWANGERSCHAFT

Ja, das ist kein schönes Thema, betrifft aber nicht wenige Schwangere (mich eingeschlossen). Ich habe auch kein Allheilmittel dagegen gefunden, aber meine Beschwerden mit folgenden Maßnahmen bessern können: Ich habe Hamamelis comp. Salbe und Hämorrhoidalzäpfchen von Weleda benutzt und wenn es ganz schlimm war, habe ich auch mal eine Salbe mit schmerzlindernden Stoffen eingesetzt, natürlich abgesprochen mit meiner Gynäkologin und wirklich nur selten. Nicht so überraschend war es, dass Hämorrhoiden durch eine natürliche Geburt sehr verstärkt werden. Ich habe jedoch in einem anthroposophisch orientierten Krankenhaus entbunden und bekam dort großartige gefrorene Päckchen aufgelegt mit Quark und Querkus-Essenz (Eichenrinde). Die konnten meine Beschwerden wirklich lindern.

Hämorrhoiden: Mögliche Ursachen

Hämorrhoiden in der Schwangerschaft entstehen dadurch, dass die größer werdende Gebärmutter und das vermehrte Blutvolumen auf die Blutgefäße am Anus drücken, die schon aufgelockert und geweitet sind. Die hormonell bedingte Darmträgheit verstärkt den Druck noch. Dadurch werden venöse Blutgefäße krankhaft erweitert und diese erscheinen als mit Blut gefüllte Knötchen, die jucken, schmerzen, bluten und nässen können.

> **Dr. Matthai:** Schwangere sollten einen Arzt aufsuchen, wenn ihre Hämorrhoiden immer wieder stark bluten, nässen, schmerzen und zu starken Beeinträchtigungen führen.

CHECKLISTE:
8 TIPPS GEGEN HÄMORRHOIDEN

1. Bei Bedarf Salbe und/oder Zäpfchen mit Hamamelis aus der Apotheke nutzen.

2. Wenn es mal ganz schlimm ist, schmerzlindernde Salben o. ä. verwenden, lasst euch dazu bitte in der Apotheke beraten und sprecht mit eurem Arzt oder eurer Ärztin.

3. Lauwarme Sitzbäder mit Eichenrinden-Extrakt durchführen (gibt es auch in Apotheken).

4. Möglichst regelmäßig Stuhlgang haben, Verstopfung vorbeugen (siehe Kapitel „Verstopfung in der Schwangerschaft").

5. Kühlen, kühlen, kühlen, vor allem nach dem (schmerzhaften) Stuhlgang.

6. Für ein gut durchblutetes Becken sorgen, z. B. durch sanfte, für Schwangere geeignete Beckenbodenübungen.

7. Häufig und regelmäßig bewegen, z. B. strammes Gehen, Walken, Schwangerschaftsgymnastik, Schwangerschaftsyoga.

8. Lieber mehrere kleine Mahlzeiten verzehren als wenige große, dabei gründlich kauen und ganz wichtig: viel, viel trinken!

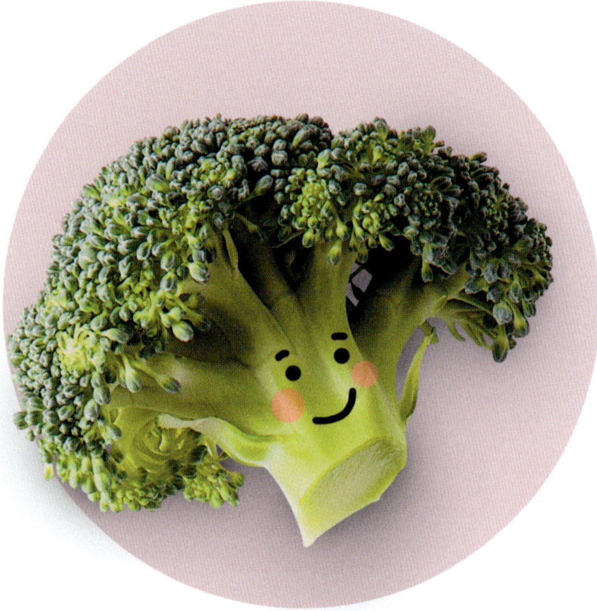

DEN DARM UNTERSTÜTZEN

Im Dünn- und Dickdarm befinden sich über 80 Prozent aller Immunzellen. Diese haben die Aufgabe, schädliche Mikroorganismen zu bekämpfen. Wie effektiv unser „Darm-Immunsystem“ arbeitet, können wir auch über unsere Nahrung beeinflussen, in dem wir die „guten“ Darmbakterien (Darmmikrobiota) füttern und so dazu beitragen, dass sie sich vermehren. Das wiederum ist auch für das Baby relevant, denn es bekommt bei einer vaginalen Geburt quasi ein „Starterpaket“ mit Mamis Keimen, welche die Basis für die Ausbildung seines Immunsystems darstellen.

Der Darm eines jeden Menschen ist individuell und daher wird von den einen dies, von den anderen jenes besser oder schlechter vertragen. Ihr müsst schauen, mit welchen (möglichst gesunden) Lebensmitteln ihr euch wohlfühlt. Manchmal braucht das Verdauungssystem auch etwas Zeit, um sich umzustellen, z. B. wenn man gerade erst anfängt (mehr) Vollkornprodukte und Gemüse und Obst zu essen.

Denn Ballaststoffe sind unerlässlich für eine gute Verdauung. Ballaststoffe sind die faserreichen Inhaltsstoffe von überwiegend pflanzlichen Lebensmitteln. Sie sind in der Regel unverdaulich und es gibt wasserlösliche und -unlösliche. Die Unlöslichen binden Wasser und quellen im Darm auf, wodurch letztendlich der Darminhalt schneller weitertransportiert wird.

TIPP

Pektinreiches Apfelmus: Grobe Apfelstücke werden im Topf mit etwas Wasser (aufgießen bis 1/3 Höhe der Äpfel) aufgekocht, dann wird der Herd abgeschaltet. Die Äpfel im Topf ziehen lassen, bis die Schale glasig wird, aber einige Äpfel noch relativ hart sind. Das Ganze dann mixen, abfüllen und kalt stellen. Hält sich einige Tage im Kühlschrank. Wir geben dieses leckere, gesunde Apfelmus vor allem den Kindern.

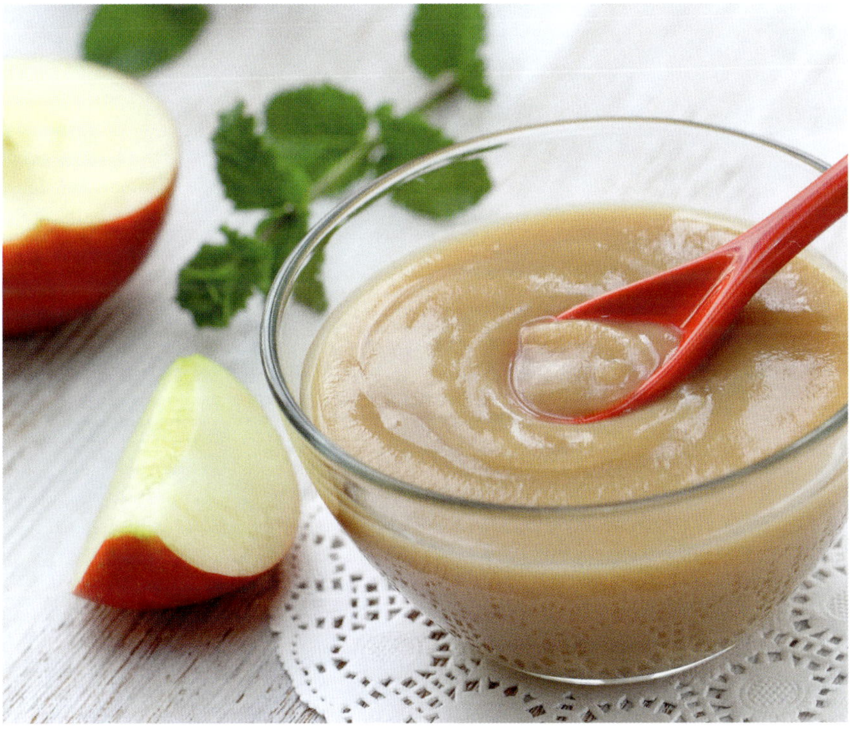

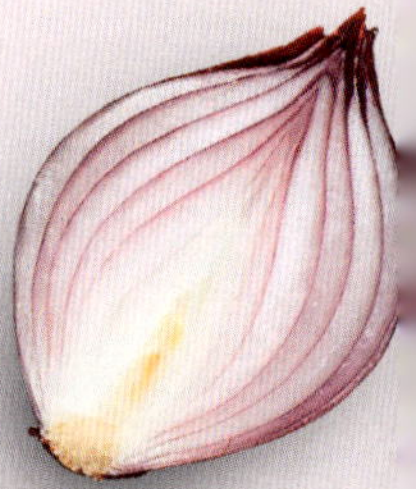

CHECKLISTE:
WIE ESSE ICH DARMFREUNDLICH?

1. Wasserlösliche Ballaststoffe dienen der Darmmikrobiota als wertvolles Futter. Ballaststoffreich sind generell Obst, Gemüse (insbesondere alle Rüben, Karotten, alle Kohlarten, z. B. Brokkoli), Vollkorn-Produkte und Hülsenfrüchte wie Bohnen, Kichererbsen und Linsen.

2. Präbiotika sind die Ballaststoffe, die im Dickdarm von den „guten“ Darmbakterien abgebaut werden: Präbiotika sind u. a. in Chicorée, Topinambur, Pastinaken, Zwiebeln, Knoblauch, Lauch, Schwarzwurzeln, Artischocken, Roggen, Spargel, Hafer und grünen Bananen enthalten. Auch abgekühlte Kartoffeln, Reis und Haferbrei werden von gesunden Darmbewohnern sehr geschätzt, weil sich dadurch resistente Stärke bildet.

3. Gemüse: Es empfiehlt sich, viele Gemüsesorten zu essen, bunt gemischt und sowohl roh als auch gekocht – weil dadurch mehr Bakterienarten im Darm „gefüttert“ werden, was wiederum die Vielfalt der Darmmikrobiota erhöht.

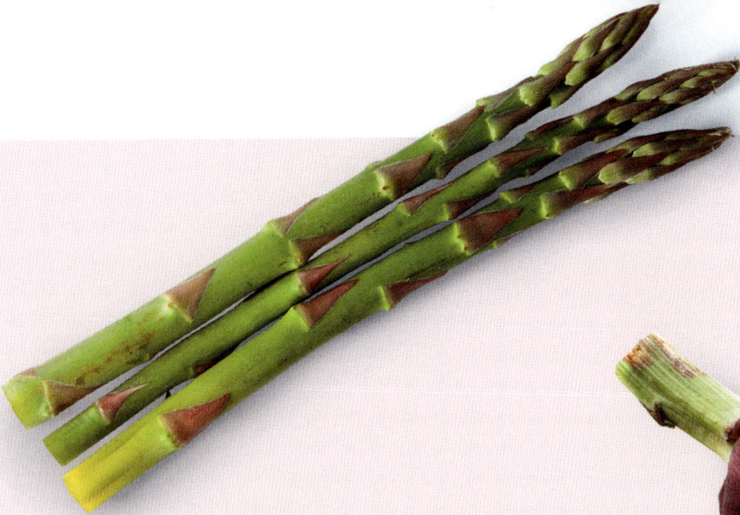

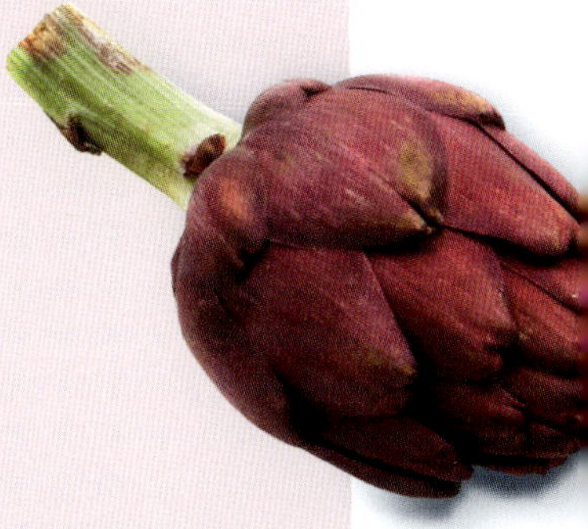

4 Saures: Gesäuerte Milchprodukte wie Kefir, Butter- oder Schwedenmilch, Sauerkraut, Sauerkrautsaft, milchsauer vergorenes bzw. fermentiertes Gemüse und Kanne-Brottrunk unterstützen eine geregelte Verdauung.

5 Auch Pektine möchte ich hier aufführen: Sie gehören zu den Ballaststoffen und haben eine festigende und wasserregulierende Funktion. Außerdem können sie Giftstoffe im Darm binden. Viel Pektin enthalten z. B. Äpfel, Aprikosen, Möhren und Tomaten.

6 Wasser: Damit die Ballaststoffe ihre gesunde Wirkung voll entfalten können, müsst ihr viel trinken (2 bis 3 Liter am Tag), denn nur so können sie ausreichend aufquellen.

7 Da die Verdauung schon im Mund beginnt, ist gründliches Kauen wichtig um die Speisen gut zu verwerten. Zudem sind kleine, über den Tag verteilte Mahlzeiten für Schwangere besser verträglich.

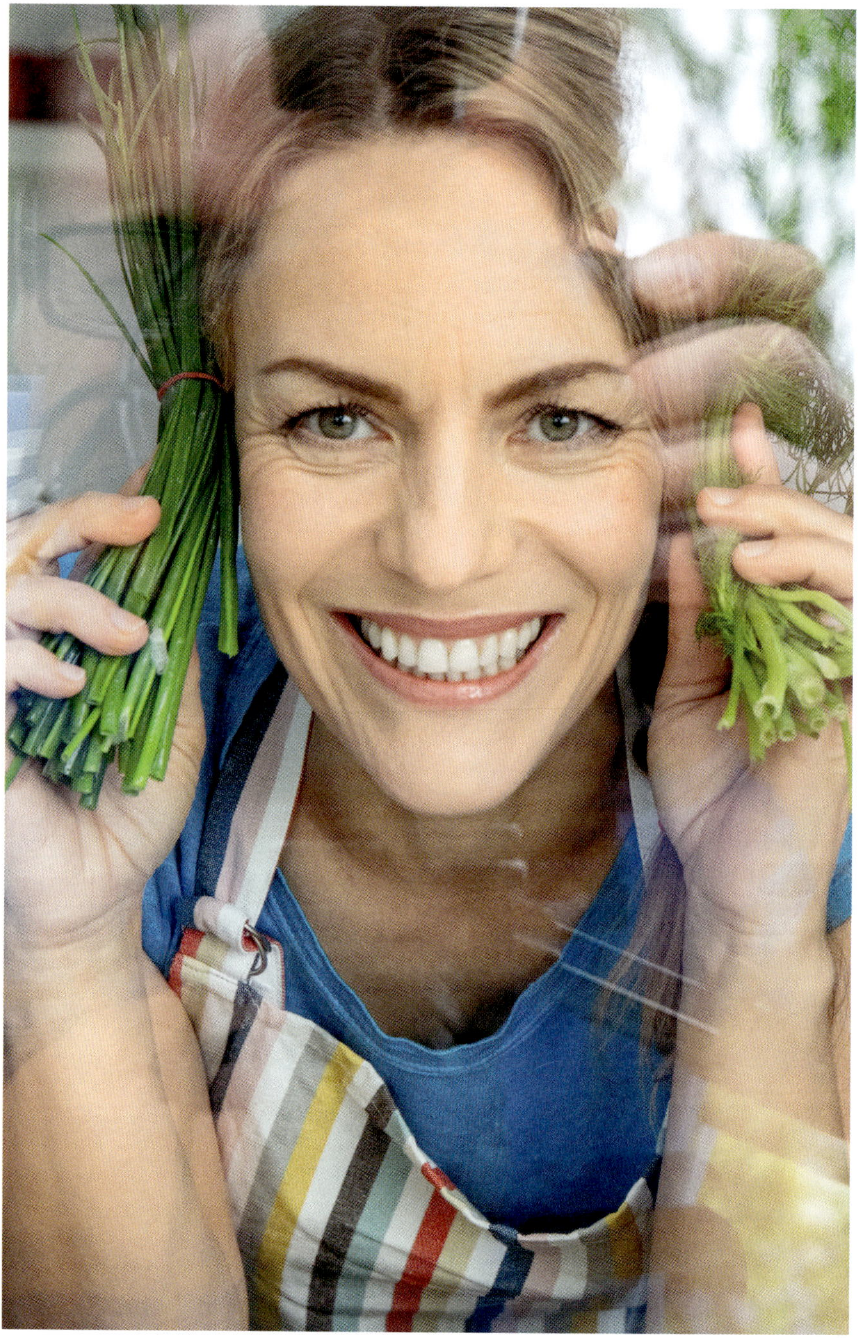

IMPRESSUM

Geschäftsbereich der Eberle GmbH Werbeagentur GWA
Goethestraße 115, 73525 Schwäbisch Gmünd
www.babyclub.de

ISBN 978-3-947572-90-8
1. Auflage 2021

Konzept und Texte: Mathilde Betti
Projektkoordination: Lucy Weber
Korrektorat: Kerstin Thierschmidt
Innen- und Umschlaggestaltung, Illustrationen, Bildredaktion:
Eberle GmbH Werbeagentur GWA, Schwäbisch Gmünd
Fotografie: Viscom Fotografie, Schwäbisch Gmünd
Satz: Eberle GmbH Werbeagentur GWA, Schwäbisch Gmünd
Litho: Eberle GmbH Werbeagentur GWA, Schwäbisch Gmünd
Druck und Bindung: Druckerei Ziegler, Neckarbischofsheim

WICHTIGER HINWEIS

Die hier dargestellten Inhalte, Gedanken und Anregungen stellen die Meinung bzw. Erfahrung der Autorin dar. Sie wurden nach bestem Wissen und Gewissen erstellt und geprüft. Der Text erhebt jedoch weder einen Anspruch auf Vollständigkeit, noch kann die Aktualität, Richtigkeit und Ausgewogenheit der dargebotenen Informationen garantiert werden. Die Informationen ersetzen nicht eine persönliche Beratung, Untersuchung, Empfehlung, Behandlung oder Anweisung eines Arztes, Therapeuten oder fachlichen Experten. Irrtümer und Druckfehler sind vorbehalten.
Eine Garantie oder Gewährleistung jeder Art, auch wenn sie auf Empfehlungen dieses Buches basieren, wird ausgeschlossen. Jede/r Leser/in ist für das eigene Tun und Lassen auch weiterhin selbst verantwortlich!

BILDNACHWEIS

Viscom Fotostudio, Goethestr. 95, 73525 Schwäbisch Gmünd, www.viscom.eu, Tel. 0 71 71/9 25 29 17, E-Mail: studio@fotostudio-viscom.de, Studioleitung Siegfried Schenk

Getty Images: 185274189, 172902256, 851565976, 918318834, 182359988, 185113550 Floortje. 176638023, 668768563, 898703692, 531204549 Westend61. 74323871, 74323228, 71735698 Foodcollection. 185076148, 185074511 Savany. 667592710, 947253700 fcafotoditital. 878623360, 924672598 Fascinadora. 942370134, 683362996, 1003628030 R.Tsubin. 937738908, 1126250329 Claudia Totir. 1003754514, 579744626, 689242022 Magone. 909215374, 909216656, 909216664, 909216030, 1042129432 Science Photo Library. 767988875 Natthawut Nungsanther / EyeEm. 688068049 Muhaizan Murad / EyeEm. 961915134 Seksak Kerdkanno / EyeEm. 910963398 Buppha Wuttifery / EyeEm. 769772749 Akepong Srichaichana / EyeEm. 1125892554 Nontapan Nuntasiri / EyeEm. 899479432 Pongsak Tawansaeng / EyeEm. 972706254 Pakorn Kumruen / EyeEm. 590291505 Serkan Ismail / EyeEm. 769773591 Julia Lazarova / EyeEm. 927225726 Anton Eine / EyeEm. 1129545753 LEONELLO CALVETTI/SCIENCE PHOTO LIBRARY. 638731314 margouillatphotos. 104822134 Martin Barraud. 114335829 Elenathewise. 155146006 JohnGollop. 155358881 macida. 160633993 wragg. 175816514 Brett Stevens. 180743448 milanfoto. 182483732 gbrundin. 471664611 carlosgaw. 486869012 michelangeloop. 155096602 georgeclerk. 510245591 ALLEKO. 527544236 iuliia_n. 530457617 HandmadePictures. 610569148 lucentius. 619271114 Milkos. 641779822 CLFortin. 645364252 emer1940. 682600430 istetiana. 695111002 lisaaMC. 825245736 y oor. 842805812 Dimitris66. 857441740 subodhsathe. 862575104 fortyforks. 873235774 seregam. 888570758 Diana Taliun. 895712948 subjug. 904073214 SaraPulSar38. 910918668 VectorPocket. 915300334 -VICTOR-. 916885096 SStajic. 917786680 etorres69. 919402162 MarisaLia. 927097926 OksanaKiian. 927250364 vertmedia. 928201802 M-Vector. 939262372 Vera_Petrunina. 940466316 Lolkaphoto. 953476248 justinroque. 955784616 lborg. 957824528 virtustudio. 958638574 voyata. 962186672 vikif. 969605582 kleine Holthaus Thorsten. 1009716282 Svetlana_Angelus. 1022932260 Pikovit44. 1070394744 Roxiller. 1077255182 AlexPro9500. 1126487520 AnnaPustynnikova. 1131812168 AlexRaths. 1134420061 JPM. 1134565351 rclassenlayouts. 1141961798 dusanpetkovic. sb10068778l-001 Steven Errico. 92769958 mariusFM77. 109018304 Christoph Hetzmannseder. 116360266 Tetra Images. 136239651 temmuzcan. 142020674 ARB. 155134487 omersukrugoksu. 160116731 draconus. 174530549 AlasdairJames. 175526151 servet yigit. 178759965 keko64. 182910360 ma-k. 183219556 redmal. 466576505 Hiroshi Higuchi. 468686058 IlonaImagine. 647144492 ArxOnt. 672151337 Chris Clor. 909223656 annick vanderschelden photography. 953837712 Nik_Merkulov. 974772036 Izumi T. 975804876 Lu Lu. 1005343958 Andrei Barmashov. 1020703366 istetiana. 1136611138 the_burtons. 1005825094 Xuanyu Han. 918071990 hydrangea100. 496261456 kaanates. 171553200 Viorika. 182894038 ansonsaw. 175454552 R9_RoNaLdO. 170011376 JoKMedia. 142765678 Stuart Minzey. 1044997600 Rouzes. 1129712013 EyeEm. 1227519472 CasarsaGuru. 1257516705 Vectorwin.

Shutterstock: 400197727 JeniFoto